尿路感染防治

主　编
朱　宁
编著者
朱　宁　朱　莉　冯　威

金盾出版社

内 容 提 要

本书以问答形式介绍了尿路感染的基础知识、临床表现、检查与诊断、治疗与预防等内容。对细菌性、结核性、病毒性、寄生虫性及其他原因引起的肾盂肾炎、膀胱炎、尿道炎等进行了具体阐述。内容新颖，科学实用，通俗易懂，适用于广大基层医务人员和尿路感染患者及其家属学习参考。

图书在版编目(CIP)数据

尿路感染防治/朱宁主编.—北京:金盾出版社，2002.8
ISBN 7-5082-1896-5

Ⅰ.尿…　Ⅱ.朱…　Ⅲ.泌尿道感染-防治-问答　Ⅳ.R691.3-44

中国版本图书馆CIP数据核字(2002)第020916号

金盾出版社出版、总发行
北京太平路5号(地铁万寿路站往南)
邮政编码:100036　电话:68214039　83219215
传真:68276683　网址:www.jdcbs.cn
封面印刷:北京印刷一厂
正文印刷:北京外文印刷厂
各地新华书店经销
开本:787×1092 1/32　印张:7　字数:155千字
2006年7月第1版第4次印刷
印数:27001—33000册　定价:7.50元

目　录

一、基础知识

二、尿路感染的实验室检查及特殊检查

三、尿路感染的诊断

四、尿路感染的预防和治疗

一、基础知识

1. 什么是泌尿器官？

泌尿器官包括肾、输尿管、膀胱及尿道。其主要功能是排泄，将机体内的多余水分、电解质及代谢废物排出体外。肾为生成尿液的器官；输尿管为输送尿液入膀胱的管道；膀胱为暂时储存尿液的器官。膀胱在神经系统的控制下，当尿液储存到一定容积时，即产生尿意，膀胱肌收缩，同时尿道括约肌舒张，尿液即经尿道排出体外。男性尿道还有排出精液的功能。

2. 泌尿器官有何功用？

机体在进行新陈代谢的过程中，不断产生能量和代谢产物。能量供应机体生命活动的需要。各种代谢废物的排出途径不同：二氧化碳由呼吸器排出；一部分水、无机盐及尿素通过汗腺排出；其余的代谢废物，如尿素、尿酸、无机盐及多余的水分（90%）等，则随血液运送到肾脏，在肾内形成尿液后，经排尿管道排出体外。由此可见，泌尿器官是人体代谢废物最重要的排泄器官之一。泌尿器官排出的废物不仅数量大，种类多，而且尿的质和量经常随着机体内环境的变化而变化。肾脏不仅是排泄器官，也是调节体液，维持电解质及酸碱平衡的器官。如果泌尿器官的功能发生障碍，代谢废物则蓄积于体内，改变机体的理化性质，破坏了内环境的相对恒定，从而影响机体新陈代谢的正常进行，严重时可出现尿毒症，危及生命。

3. 肾脏的形态、大小及位置关系是怎样的？

肾脏属于实质器官，位于腹膜后脊柱两侧，左右各一，形似蚕豆。新鲜的肾脏呈红褐色，含有丰富的血液。肾脏的大小各人有所不同，正常成年男性平均长10厘米、宽5厘米、厚4厘米，平均重量为134克～148克。女性肾脏的体积和重量均小于同龄男性。肾脏分为上下两极（端）、内外两缘和前后两面。上端宽而薄，下端窄而厚。前面较凸，朝向前外侧；后面较平，紧贴后腹壁。外缘隆起，内缘中间呈凹陷状，是肾动脉、肾静脉、输尿管、淋巴管和神经出入的部位，叫肾门。这些出入肾门的结构总称为肾蒂。肾脏的表面自内向外有3层被膜包绕。贴附于肾脏表面的一层是纤维膜，薄而坚韧；在纤维膜外面是脂肪囊，为肾周围的脂肪层，对肾脏有弹性垫样的保护作用；最外层是肾筋膜，分前后两层，包绕肾和肾上腺，肾筋膜上方与膈下筋膜相连续，外侧与腹横筋膜相连接，对肾脏起固定作用。

肾脏前面有腹膜遮盖，属于腹膜外器官。肾脏的上极与第11、12胸椎同高，下极可达第3腰椎水平。正常右肾位置比左肾低半个椎体。左肾上极距正中线4.2厘米，下极为5厘米；右肾上极距正中线4厘米，下极为5.7厘米（图1）。若在人体后正中线外侧2.5厘米和7.5厘米处分别作两条垂直线，再通过第11胸椎和第3腰椎棘突作两条水平线，纵横线所围成的四边形内，即为两侧肾脏在腰部的体表投影（图2）。该区称为肾区。

4. 肾盂、肾盏位于肾脏何处？

肾盂、肾盏在肾的冠状切面上清楚可见（图3）。每个肾实

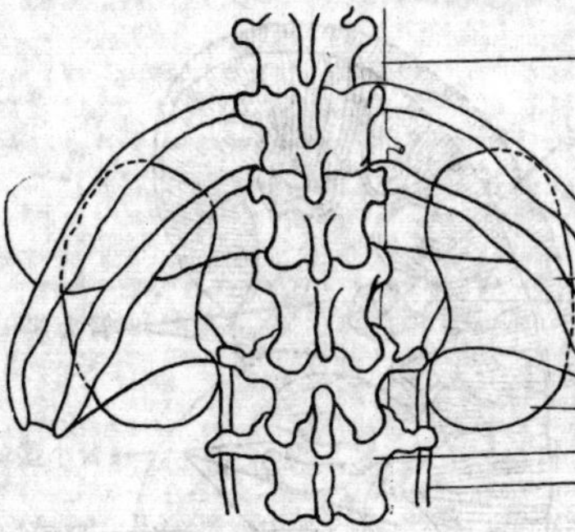

图1　肾与肋骨、椎骨的位置关系(后面观)

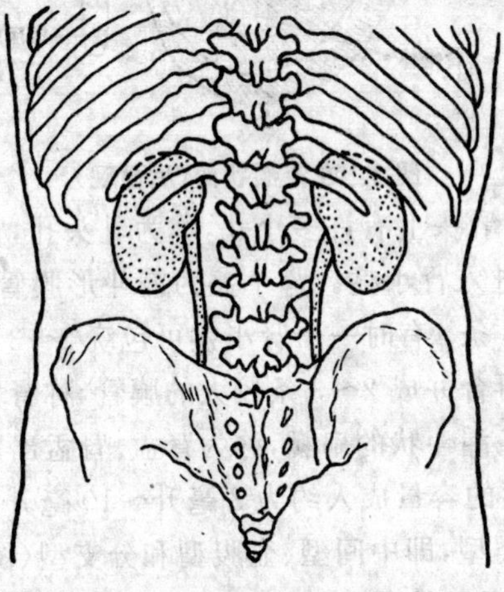

图2　肾的体表投影(后面)

质均分为两部分,即皮质和髓质。皮质位于肾实质表层,厚约5毫米,富有血管,主要由肾小体和肾小管构成。髓质位于皮质的内层,约占肾实质的2/3,血管较少,主要由15～20个肾锥体构成。肾锥体尖端钝圆,突入肾小盏内,称肾乳头,每肾有

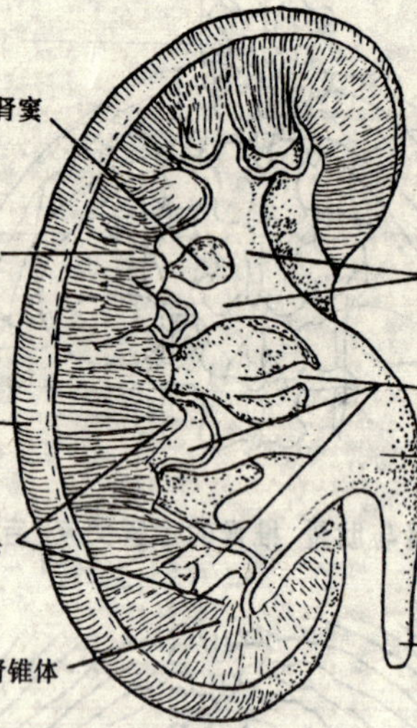

图 3　左肾额状面(后面观)

7～12 个。肾乳头上有许多小孔,称为乳头孔,肾内生成的尿液经乳头孔进入肾小盏。肾小盏为漏斗形膜管,包绕着肾乳头,约有 7～8 条。有时一个肾小盏可包绕 2～3 个肾乳头。相邻的肾小盏再合并成 2～3 条较大的膜管,称肾大盏。肾大盏再合并成一条漏斗状的扁囊,称为肾盂。肾盂出肾门后移行为输尿管。肾盂的容量成人约为 3 毫升～10 毫升。肾盂的形状可分为三种类型,即中间型、壶腹型和分支型(图 4)。中间型肾盂较常见,肾盂长而扁平,由 2～3 个肾大盏合成,每个肾大盏又各由 3～4 个肾小盏合成;其次为壶腹型,无肾大盏,诸小盏直接开口于袋状肾盂;最为少见者为分支型,此型没有肾盂,肾大盏直接连接于输尿管。

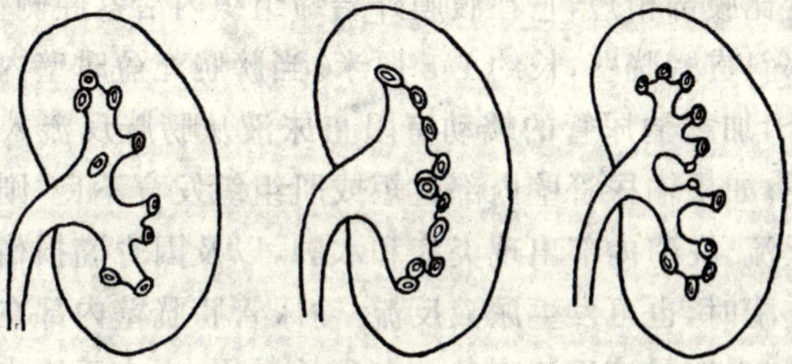

图 4　肾盂的类型

1. 中间型　2. 壶腹型　3. 分支型

5. 肾脏X线解剖有何特点?

在X线腹部平片上略显肾的影像，肾影像的位置一般在第11胸椎椎体和第3腰椎椎体平面之间，腰大肌的两侧。其轮廓整齐规则，内侧缘凹陷处为肾门。观察肾盏、肾盂和输尿管时，必须用造影剂使其显影后，方可看清肾盂和肾盏的正常位置、形态和大小等。肾盂的位置，一般在第1～3腰椎平面之间，右侧较左侧约低2厘米。肾盂影像的内侧与输尿管相连，外侧接肾大盏。肾大盏外侧的小突起为肾小盏。肾小盏、肾大盏及肾盂的形状和大小也有很大差异，临床上主要分为三种类型：成熟壶腹型、胚胎壶腹型和分支型。

6. 什么是输尿管?

输尿管是一对细长的扁形管状器官，左右各一，起自肾盂，终于膀胱，长约25厘米～30厘米，左右输尿管长度大致相等。其管径粗细不一致，平均在0.5厘米～1厘米之间。输尿管全长可分为腹部、盆部和壁内部。腹部位于腹膜后面；盆部长度比腹部稍短，它在腹膜外结缔组织内沿盆腔侧壁穿行；壁内部斜贯膀胱壁，长约 1.5 厘米。当膀胱充盈时壁内部的管腔闭合，加之输尿管的蠕动有阻止尿液从膀胱反流入输尿管的作用。如果输尿管壁内部过短或肌组织发育不良，则可发生尿液反流。在壁内部出现炎症和水肿，以及因脊髓损伤而影响神经支配时，也可发生尿液反流。输尿管膀胱壁内部在儿童时期较短，也有尿液反流现象。在生长过程中，由于壁内部不断延长和肌层发育增厚，大部分的尿液反流现象可自然消失。

7. 输尿管的形态特点及体表位置关系是怎样的？

输尿管的全长口径粗细不一，有明显的狭窄和膨大。狭窄部平均口径只有 0.2 厘米～0.3 厘米，又称峡，分上、中、下三处：上狭窄部在肾盂与输尿管的移行处；中狭窄部在骨盆上口处；下狭窄部在膀胱侧壁内部，为输尿管的最狭窄部。输尿管的狭窄部往往是结石等异物易卡塞之处。输尿管在上、下峡之间为膨大部，亦称壶腹，其口径可宽达 1 厘米～1.5 厘米。

输尿管的走行并非垂直下降。两输尿管上端距离较远，下端相距较近。在其全长有三个弯曲：第一个弯曲在输尿管上端，叫肾曲，位于肾盂与输尿管的移行处；第二个弯曲在骨盆上口处，称为界曲，呈“S”形，由向下的方向斜转向内，经过骨盆上口后，再转向下方；第三个弯曲在骨盆内，膀胱侧壁内部和脏部的移行处，称为骨盆曲，由斜向内下方转向前下方，为凸向后下方的弯曲。

输尿管在腹前壁的体表位置，上端约在幽门平面与腹直肌外缘的交界处，由此点沿腹直肌外缘向下，至棘间线与腹直肌外缘交点处进入骨盆，由腹部移行于盆部。输尿管在腹后壁的投影，约与沿腰椎横突尖端所作的连线一致。

8. 输尿管的X线解剖有何特点？

在泌尿系X线平片上，输尿管的影像不易看到，经肾盂输尿管造影才能显示清楚。输尿管为一细长的条索，轮廓整齐，位于腰椎椎体两侧。上端接肾盂，呈弓状弯曲向下降至骨盆内，先向外行，然后向前内方进入膀胱。输尿管的3个狭窄部和弯曲均能看到。

9. 什么是膀胱？

膀胱是储存尿液的囊状器官，其形状、位置、大小、壁的厚度及其与周围的关系，均随尿液充盈的程度而异，其容量也随年龄、性别及个体差异而不同。一般正常成人，平均容量为350毫升～500毫升，最大可达800毫升。当容量超过500毫升时，由于膀胱壁的张力过大，可产生疼痛感，并可放射到腹前壁下部、会阴及阴茎的皮肤。因为这些部位的神经与支配膀胱的神经来源于同一脊髓段。新生儿的膀胱容量约为成人的1/10。老年人由于膀胱肌紧张力减低，容量增大。女子膀胱容量较男子稍小。

10. 膀胱的形态及位置是怎样的？

成人空虚的膀胱全部位于骨盆腔内，耻骨联合之后尿生殖膈之上，其顶端不超过耻骨联合上缘。膀胱与耻骨之间为耻骨后间隙，内为蜂窝组织及丰富的静脉丛。膀胱的后面，男性为直肠，女性为子宫及阴道。男性膀胱底的下部与前列腺的膀胱面接触。膀胱与直肠之间有一陷凹，称为膀胱直肠陷凹，之间的间隙称为膀胱直肠间隙，内有输精管、精囊腺，后外侧为输尿管末端。女性子宫体位于膀胱后上方，之间有子宫膀胱陷凹。膀胱直接与尿生殖膈相连，向下连于尿道，底部偏外侧有输尿管下段。

11. 膀胱内面的结构有何特点？

膀胱内面被有粘膜。大部分粘膜与肌层连接疏松。膀胱收缩时，粘膜聚集成许多膀胱粘膜襞。当膀胱膨胀时，膀胱粘膜襞消失。但是，在膀胱三角处由于无粘膜下组织，粘膜与肌层紧密相接，故无论在膀胱膨胀或收缩时，均无皱襞。于膀胱三角前下角的尖端有尿道内口，为膀胱的出口，其周缘由粘膜形成的皱襞，称为尿道环。膀胱三角的前下角，在成年男子，特别是中年以后，由于前列腺中叶的增大而受到挤压，可产生一纵嵴状的隆起，称为膀胱悬雍垂，而在女子则不明显。膀胱三角的两后外侧角处，各有一裂隙状开口，为输尿管口。收缩的膀胱，两口之间的距离与其至尿道内口的距离相近似，约 2.5 厘米。在膨胀的膀胱，两口之间的距离可增至 5 厘米。口的外上方有一粘膜皱襞，称输尿管襞，系由输尿管斜贯膀胱壁而生成，有阻止尿液反流入输尿管的作用。在三角的底，两输尿管口之间有输尿管间襞，是膀胱壁内纵肌层的弧形粘膜隆起形成，用膀胱镜观察时，为一苍白带，可作为寻找输尿管口的标志。间襞后上方的凹陷称为输尿管后窝，当膀胱肌紧张力减低时（如老年人），剩余的尿液可潴留其中。

膀胱壁由粘膜、粘膜下层和逼尿肌三层构成。粘膜柔软、较厚，与肌层之间有粘膜下层。逼尿肌由平滑肌构成，分为三层，内外两层为纵行肌，中层为环行肌。肌肉层有伸缩性能，当膀胱蓄积一定量的尿液时，可使膀胱内保持一定压力。当尿液充满时，膀胱内压增高通过粘膜的伸展性反射，产生尿意。当下尿路有梗阻性疾病时，出现排尿困难，膀胱内压增高，逼尿肌代偿性增殖、肥大。

12. 膀胱的X线解剖及膀胱镜观察有何特点？

在泌尿系X线平片上正常的膀胱不能看到。当其内有不透光的异物时，可以显出。膀胱造影时可使膀胱显影。膀胱一般呈圆形、卵圆形或锥体形，其壁平滑整齐。

13. 男性尿道有何形态特点及功能？

男性尿道除排尿外，也是排泄精液的管道。男性尿道起于膀胱的尿道内口终于阴茎头的尿道外口，为一细长的管状器官，长约16厘米～22厘米，管径平均为5毫米～7毫米，尿道内腔除排尿和排精时扩张外，平时闭合呈裂隙状。全长分为四部分，即壁内部、前列腺部、膜部和海绵体部。临床上称壁内部、前列腺部和膜部为后尿道；称海绵体部为前尿道。尿道畸形和损伤常常发生于前尿道。男性尿道有3个狭窄和3个扩张部。狭窄部有尿道内口、尿道膜部及尿道外口。尿道外口最狭小，其次为尿道膜部和尿道内口。扩张部在前列腺部、尿道壶腹部及舟状窝，其中以舟状窝最大，尿道壶腹部次之，前列腺部较小。

14. 女性尿道有何形态特点？

女性尿道位于阴道和耻骨联合之间，起自膀胱颈部尿道内口，经由阴道前壁下部的前面向下、向前贯穿尿生殖膈，止于阴道前方的尿道外口，尿道后壁与阴道前壁相邻。女性尿道外口位于前庭部阴蒂后方2厘米处，被两侧阴唇遮盖。尿道口周围常积有外阴部、尿道和阴道的分泌物，并有大量细菌存在。导尿或作膀胱镜检查前若清洗不净，消毒不严，细菌随器械上行，引起尿路感染。

女性尿道较男性尿道直而短，并易于扩张，长约3厘米～5厘米，直径约0.8厘米～1厘米。如果尿道的长度小于3厘米时，则容易发生压力性尿失禁。

女性尿道壁由粘膜、粘膜下层、肌层和外膜构成。尿道内，粘膜面形成许多纵行皱襞，在尿道后壁正中，有一条明显高起的皱襞称为尿道嵴。粘膜的上皮组织形成许多陷窝，并与尿道腺相连通，尿道腺分泌粘液，腺腔内含有胶样物质，尿道腺的分泌物可以抵抗细菌，并对尿道起润滑保护作用。其中最大的腺体位于尿道外口附近，称为尿道旁腺。在尿道后壁近尿道外口约0.5厘米处，有两个尿道旁腺的开口，与尿道旁腺相通，此处是淋球菌最容易潜伏的场所。

15. 女性尿路感染与女性局部解剖生理有关系吗？

据统计，40岁以下的女性，尿路感染的发病率约为男性的8～10倍，且好发于婴幼儿及已婚青壮年妇女，这与女性的尿路解剖生理有着密切关系。因为：

(1)女性尿道的长度仅3厘米～5厘米，而且又直又宽，尿道括约肌作用较弱，细菌易沿尿道口上行至膀胱。男性成人尿道自膀胱颈至尿道外口的长度约16厘米～22厘米，而且前列腺分泌液中存在抗菌因子，如无特殊诱因不易发生感染。

(2)女性尿道口与有大量细菌寄居的阴道和肛门接近，为细菌侵入尿道提供了条件。当咳嗽、喷嚏时膀胱内压增高，尿液压入尿道而与细菌接触，继之膀胱内压骤降，尿道内带菌的尿液又回到膀胱。

(3)女婴的尿道易受尿布上的粪便污染。

(4)尿道局部刺激因素，如肛门周围的蛲虫刺激尿道，自来水中余氯过多或盆浴时使用泡沫剂等都可刺激尿道引起局部炎症，有利于细菌入侵。

(5)妇女月经期外阴部细菌易滋生繁殖，机体抵抗力降低及尿道口受经血的刺激，易发生尿路感染。

(6)慢性妇科疾病，如阴道炎、宫颈炎、盆腔炎及附件炎等，其细菌可经淋巴途径或分泌物污染尿道，引起尿路感染。

(7)性生活易引起尿路感染。性交时女性尿道外口受压内陷或创伤，尤其是尿道过短者尿道口的细菌易挤入膀胱。在性生活时由于性激素变化，引起阴道、尿道粘膜免疫功能及其周围的菌群改变，易诱发感染等。

(8)妊娠期菌尿发生率高达7%，一般认为与雌激素分泌增多有关。雌激素增多既能导致尿道周围菌群改变及局部免疫力降低，又可引起输尿管平滑肌张力降低，蠕动减弱。妊娠后期子宫体膨大压迫输尿管及膀胱，导致尿流不畅。这些因素使妊娠期尿路易感性增加，尿路感染发病率增高。口服避孕药期间，由于干扰体内雌激素的生成，也易诱发尿路感染。

(9)产后由于阴道及子宫创伤、感染、全身抵抗力降低、产程过长、难产等因素，也易引起尿路感染。

(10)更年期后尿道粘膜发生退行性变，免疫球蛋白及有机酸分泌减少，局部抗菌力减退，又常有阴道肉阜发生，故感染率较高。

(11)妇女膀胱排空不如男性完全，往往充盈过度，膀胱内尿液停留时间过长，有利于细菌滋生。

16. 排尿器官的组织结构有何特点？

(1)肾盏和肾盂的组织结构特点：肾盏和肾盂的管壁较薄。肾盏的上皮约有2～3层细胞，外面有少量平滑肌，收缩时有促进排尿作用。肾盂的肌层较厚，分内环外纵两层。

（2）输尿管的组织结构特点：输尿管的管壁增厚，粘膜形成许多纵行皱襞，管腔呈星状。上皮细胞约有 4～5 层。有时上皮细胞向固有膜内凹陷形成囊状结构，囊腔内充满特殊的胶样液。输尿管下段肌层增厚，形成内纵、中环和外纵 3 层。肌层的收缩，将尿液输送到膀胱。

（3）膀胱的组织特点：膀胱壁分 3 层。①粘膜：形成许多皱襞，在扩张时，皱襞减少。膀胱收缩时，上皮增厚；膨胀时，上皮变薄。表皮细胞常有脱落现象。粘膜下层又称固有膜，为致密的结缔组织。在膀胱近尿道口处，有时可见小型分泌腺。上皮细胞内含有丰富的碱性磷酸酶、少量的酸性磷酸酶、酯酶和葡萄糖苷酸酶等。还有一种蛋白分解酶，即胞浆素，当器官受伤时，此酶释放，溶解沉着的纤维，有防止瘢痕组织形成的作用。②肌层：膀胱肌层较厚，肌束间结缔组织较多，肌纤维相互交错，分为内纵、中环和外纵 3 层。在尿道口处，中层肌纤维增厚形成括约肌。③外膜：为纤维膜，纤维排列疏松。

（4）尿道的组织结构特点：①男性尿道，管壁分粘膜、粘膜下层和肌膜 3 层。前列腺部的上皮是变移上皮，与膀胱相同。膜部及海绵体部则为复层或假复层柱状上皮。舟状窝上皮变成复层扁平上皮，与阴茎头表面的上皮连续。上皮表面有分散的杯状细胞。尿道上皮下陷，形成陷窝及尿道腺。腺腔较大，含有粘液。粘膜下层为疏松结缔组织，其中含有散在的平滑肌细胞。②女性尿道，由粘膜和肌层构成，缺少粘膜下层。粘膜有多数纵行皱襞，外端被有复层扁平上皮，中部为假复层柱状上皮，内端为变移上皮。上皮下陷形成陷窝，有的则深陷构成尿道腺。腺体较男性少。腺上皮可分泌粘液。腺腔内含有类胶样物质，有抵抗细菌的作用。肌层由内纵和外环 2 层平滑肌构成，在尿道外口又有一层横纹肌环绕形成括约肌。

17. 人正常排尿功能是怎样进行的？

人正常排尿功能是一种受意识和神经控制的反射性活动。这种活动，需要完善的神经系统及健全的控制排尿的肌肉功能。在正常情况下，当膀胱胀满到一定程度（正常成人膀胱内尿量达 100 毫升～150 毫升时），膀胱内压力才开始升高。随着尿量增多（达 400 毫升～500 毫升），膀胱扩张、膀胱内压明显上升，刺激膀胱壁内牵张感受器，发出冲动，经神经纤维传导到大脑皮质，于是产生尿意感觉。继而大脑皮质中枢发出冲动，引起膀胱逼尿肌收缩，并使内括约肌松弛，后尿道缩短加宽，膀胱内压继续上升，尿道阻力减少，尿液被逼入后尿道。此时又引起另一反射，即从后尿道传入冲动，经盆神经到达脊髓骶段排尿中枢，由排尿中枢发出冲动至骶段 2～4 节前角细胞，使阴部神经传出的冲动频率减少，以致尿道括约肌松弛。此时，提肛肌和会阴松弛，使尿道阻力减低，加之腹壁肌收缩和膈肌下降，增加腹内压，使膀胱内压进一步升高，而引起排尿。排尿结束后，尿道外括约肌立即收缩，逼尿肌松弛，随之内括约肌紧张性加强，膀胱颈口关闭，恢复其原来状态，膀胱内压降低至零，膀胱又可重新充盈尿液。

18. 什么是尿路感染？

尿路感染又称泌尿道感染，是指病原体在尿路中大量生长繁殖，并侵犯尿路粘膜或组织，引起局部炎症。患者可有或没有临床症状。临床上将尿路感染分为非特异性尿路感染和特异性感染。细菌是引起非特异性尿路感染最常见的病原体；真菌、病毒、支原体及寄生虫等是引起特异性尿路感染的病原体。尿路感染是一种很常见的疾病，其发病人数占总人口的0.91%，女性发病率更高，为2.37%。

19. 非特异性尿路感染在我国的发病率如何？

非特异性尿路感染的发病率仅次于呼吸道及胃肠道的非特异性感染。不同性别不同年龄有不同的发病率。在2岁以下的婴儿中，男婴发病率较高，病情亦较严重，常伴有尿道畸形、梗阻等，死亡率亦较高；在女婴，发病率为0.15%。学龄前女孩有0.7%～1.9%尿里有细菌（菌尿），男孩则较低。于青春期至生育期，女性的发病率则明显增高。此后，发病率上升幅度逐渐稳定，但在65岁以上的女性以及70岁以上的男性，尿路感染发病率复又上升，在男性上升幅度较女性为大，因为70岁以后前列腺增生症明显增多。

虽然尿路感染治疗较易，疗效亦佳，但在易感者，或高危患者，诸如高龄、男性幼儿、孕妇、糖尿病患者、有尿路梗阻患者、免疫力受抑制者、入侵细菌毒力较高者等，则尿路感染可引起菌血症，甚至中毒性休克。在住院病人中，尿路感染常为败血症最重要的原因之一。

20. 特异性尿路感染在我国的发病率如何？

特异性尿路感染包括真菌、病毒、支原体及寄生虫等引起的尿路感染。真菌性尿路感染发病率在尿路感染中的比例不超过4.8%。近年来随着抗生素和免疫抑制剂的广泛应用，以及诊断方法的进步，真菌性尿路感染发病率日益上升。

病毒性尿路感染目前报道不多。有报道部分出血性膀胱炎，是由病毒引起的，常见于小儿和成人接受免疫抑制剂治疗者。

尿路寄生虫病主要指丝虫病、滴虫病、阿米巴病、血吸虫病及包虫病等。其中以丝虫病引起的乳糜尿较常见。

支原体尿路感染的发病率情况目前尚不清楚。

21. 引起尿路感染的致病菌有哪些?

任何细菌入侵尿路均可引起尿路感染。但最常见的致病菌是大肠杆菌,占急性尿路感染的80%～90%。大肠杆菌最常见于无症状菌尿、非复杂性尿路感染或首次发生的尿路感染。复杂性尿路感染、反复再发的尿路感染和尿路器械检查后发生的尿路感染,则多由粪链球菌、变形杆菌、克雷白杆菌、绿脓杆菌所引起,其中绿脓杆菌常见于尿路器械检查后,变形杆菌则多见于伴有尿路结石患者,金黄色葡萄球菌则常见于败血症等血源性尿路感染。

厌氧菌及真菌感染比较少见,多发生于长期留置导尿管、肾移植、糖尿病、抵抗力极差、长期接受抗生素或免疫抑制剂治疗的患者。沙眼衣原体感染可发生在某些有不洁性交史者;某些病毒如麻疹病毒、腮腺炎病毒、柯萨奇病毒也可引起尿路感染,但罕见,通常无临床症状。此外,下尿路感染偶可由寄生虫如滴虫、丝虫、阿米巴等引起。

22. 健康人膀胱有防御细菌感染的能力吗?

健康人的膀胱是有防御细菌感染的能力的。健康人膀胱内的尿液是没有细菌的,尽管前尿道及尿道口有大量细菌寄居,某些因素可导致前尿道及尿道口的细菌进入膀胱,但并不都能引起膀胱感染。如插入导尿管至膀胱,可将尿道的细菌带入膀胱,但是,仅有1%～2%的人产生菌尿。这说明膀胱有抑制细菌繁殖的能力。

膀胱防御细菌感染的机制有以下几点：

(1)尿液动力作用。尿液经输尿管、膀胱及尿道排出体外，排尿起到冲洗和稀释作用，周期性排尿可带走绝大部分细菌。当尿路通畅，膀胱能完全排空的情况下，细菌难以在膀胱内停留和繁殖。

(2)粘膜的抗菌作用。膀胱粘膜表面覆盖一层粘多糖或糖蛋白粘液层，酸性糖胺聚糖是一种非特异的粘附因子，可防止细菌直接与粘膜接触，从而保护膀胱粘膜不受侵害。

(3)尿呈过度酸性。尿内含有高浓度尿素和有机酸，不利于细菌的生长。

(4)如细菌仍不能清除，则膀胱粘膜可分泌抗体，以对抗细菌侵入。

(5)男性前列腺液具有抗革兰阴性肠道细菌的作用。在正常情况下，于排尿终末时，前列腺收缩将前列腺液排入后尿道，提供一种对抗尿路细菌的自然保护作用。

23. 大肠杆菌是导致尿路感染最常见的致病菌吗？

任何致病菌均可引起尿路感染，但绝大多数为革兰阴性杆菌，其中以大肠杆菌为最常见，占 80%～90%。有 5%～10%的尿路感染由革兰阳性细菌引起，主要是粪链球菌和葡萄球菌。大肠杆菌最常见于无症状细菌尿、非复杂性尿路感染或首次发生的尿路感染。而在住院期间的尿路感染、复杂性尿路感染、反复再发的尿路感染和尿路器械检查后发生的尿路感染，则多为粪链球菌、变形杆菌、克雷白杆菌和绿脓杆菌所引起。但是，应当注意，尿培养发现多种细菌同时生长时，要排除收集标本时的污染。如反复培养结果均相同，而且各菌种的菌落数均很多，则可确定为混合感染。

24. 细菌是怎样侵犯到尿路引起感染的?

细菌可以通过多种渠道引起尿路感染,最常见的是由尿道内寄生细菌上行引起感染。正常人膀胱以上的尿路是无菌的,后尿道基本上无菌,但前尿道则有细菌寄生。健康人尿路粘膜有抵抗细菌侵袭的能力,并且常有尿液冲洗,所以在正常情况下一般不会出现尿路感染。前尿道内的寄生细菌来自粪便,女性亦常来自阴道分泌物的污染。由于女性尿道口接近肛门,所以女性更易发生尿路感染。尿道损伤是一些妇女尿路感染的重要诱因,性交可引起尿路损伤,甚至可将前尿道和尿道口周围的细菌挤进后尿道和膀胱,故婚后妇女的尿路感染发病率特别高。有报道女性性交后,即作膀胱穿刺尿培养,常能发现细菌,其细菌种类常与尿道口寄生的细菌相同。

25. 细菌进入膀胱后是否一定能引起尿路感染?

细菌进入膀胱后,并不都引起尿路感染。发生尿路感染与否,与机体的防御功能和细菌本身的致病力等有关。机体对细菌入侵尿路有一系列的防卫能力。正常尿的酸碱度、高渗透压、高浓度的尿素及有机酸均不利于细菌的生长。尿路各部分的正常的神经支配、协调和有效的排尿活动也有重要的防止感染作用。这种生理活动可将尿路的细菌机械性地“冲洗”出去,从而防止或减少感染的机会。

近年来研究发现,尿路上皮细胞分泌粘蛋白,如氨基葡萄糖聚糖、糖蛋白、粘多糖等,均有抗细菌粘着作用。在电子显微镜观察,尿路上皮细胞上有一层白色粘胶样物质,可见细菌附着在这层物质上。当排尿时这些粘蛋白如能排出,则入侵细菌亦随之排出。在老年女性由尿中排出的粘蛋白样物质远比年轻女性的为少，这可能是老年女性易于感染的因素之一。机体的另一防御功能是免疫反应。一旦细菌侵入尿路，机体即出现免疫反应。

26. 肾盂肾炎的病程中可产生哪些免疫反应？

肾盂肾炎的病程中常有局部或全身免疫反应的参与，包括体液免疫、细胞免疫和自身免疫反应。

(1)体液免疫：肾盂肾炎患者的肾组织中可检出抗致病菌的抗体，主要是抗大肠杆菌'O'抗原的抗体，在炎症细胞浸润部位也可见免疫球蛋白的沉积。以上研究提示病原菌入侵机体后，可引起对抗该细菌的抗体产生。此反应一方面有利于病原菌的清除，但另一方面也可导致组织损害。

(2)细胞免疫：研究表明，肾盂肾炎时细胞免疫功能减退。表现为T细胞活性降低，尤其在感染的2～3天最明显，T细胞活性降低时期与细菌迅速繁殖的时期是一致的。细胞免疫功能的减退反过来促进肾感染的发展。

(3)自身免疫：肾盂肾炎的发病也可能有自身免疫参与。有报道，肾组织与某些大肠杆菌具有共同抗原性。当大肠杆菌侵入机体时产生抗大肠杆菌的抗体，这种抗体也抗肾组织抗原，从而引起肾损害。

27. 尿路感染与遗传因素有关吗？

近年来有人提出，某些尿路感染的发病，可能与ABO血型以及内分泌功能状态有关。反复发作的尿路感染也可能与遗传有关。这是新的观点，研究还不成熟，有待进一步研究。

28. 尿路梗阻是引起尿路感染的重要诱因吗？

尿路梗阻是诱发尿路感染和使尿路感染易于向上蔓延的重要原因，是最重要的易感因素。据统计，尿路梗阻者尿路感染的发病率较正常者约高12倍。尿路梗阻可由尿路解剖或功能异常引起，包括结石、肿瘤、狭窄、畸形或神经源性膀胱等。尿路梗阻时可引起尿流不畅，细菌不易被冲洗清除，而在尿流淤积处停留并大量繁殖。加之梗阻以上部位的尿路组织所受压力增加，影响了组织的血液供应和正常的生理功能，降低了粘膜的抵抗力，故易于发生感染。

29. 哪些尿路畸形易发生尿路感染？

常见的尿路畸形和功能缺陷有肾发育不全、多囊肾、髓质海绵肾、马蹄肾、肾下垂、游走肾以及其他肾、肾盂、输尿管畸形，或有膀胱输尿管反流等，均易发生尿路感染。

30. 为什么说妊娠是尿路感染的重要诱因？

妊娠被认为是引起尿路感染的重要诱因，这是由于妊娠时：①黄体素分泌增加致输尿管平滑肌松弛和蠕动减慢，延长尿液存留时间，有利于细菌生长。②妊娠期间，尿液化学成分的改变也有利于细菌生长。③妊娠时子宫压迫输尿管，影响尿流。由于妊娠所致的尿路解剖和生理改变，可持续至产后8周，故产后也常常发生尿路感染。

31. 尿路感染流行病学是怎样的？

根据国内外统计，1岁以前男婴尿路感染发生率较高(约1%)，这是由于男婴先天尿路畸形较多。1岁以后，女性尿路感染多于男性。在青少年期男性尿路感染仅为0.03%～0.04%，而女性尿路感染发病率为2%。已婚女性的发病率增至5%，这与女性成年后开始了月经周期，性生活和妊娠等有关。60岁以上女性尿路感染发病率高达10%～12%，但多为无症状细菌尿。临床上有症状的尿路感染多发生于18～40岁生育年龄的已婚女性。根据报道，有10%～20%的女性在她的一生中曾经历过有症状的尿路感染。成年男性一般极少发生尿路感染，除非存在易感因素。50岁以后的男性因易发生前列腺肥大，故尿路感染的发生率有所增加，为7%。总的来说，男性尿路感染的发病率远较女性低，约1∶8。

32. 尿路感染易发生于哪些人群？

尿路感染易发生于女孩、青壮年妇女及老年男性，与易感因素或诱发因素有关。女婴常常因尿布上的粪便污染尿道引起尿路感染；青壮年女性尿路感染发生率高是因为女性尿路的解剖生理特点，慢性妇科疾病，月经期、妊娠期雌激素水平发生改变，产后机体抵抗力下降及更年期尿道粘膜发生退行性变；老年男性前列腺液分泌减少、前列腺肥大及梗阻，均可使局部抵抗力减退以致发生尿路感染。

33. 临床上有哪些引起尿路感染的不利因素？

当各种原因使机体正常的防御功能受损时，细菌可进入尿路并生长繁殖，引起尿路感染。

(1)高尿酸血症、高钙血症或酸碱代谢异常，易于发生尿路感染。

(2)慢性失钾，可导致肾小管病损而易继发感染。

(3)糖尿病患者无症状细菌尿的发生率为20%，而且易出现肾脓肿、肾周脓肿及急性肾乳头坏死等并发症。

(4)任何慢性肾脏病均易并发尿路感染，且较常发生肾盂肾炎。因为各种慢性肾脏病引起肾实质瘢痕，造成部分肾单位尿流不通畅(肾内梗阻)及肾血流量不足的结果。

(5)尿道内或尿道口周围有炎症病灶，如女性尿道旁腺炎、尿道异物、外阴炎、妇科炎症、男性包茎、细菌性前列腺炎等均易引起尿路感染。

(6)降低机体抵抗力的因素，如重症肝病、晚期肿瘤、长期卧床的严重慢性疾病以及长期使用免疫抑制剂等，均易发生尿路感染。

34. 尿路感染是老年人的常见病吗?

尿路感染是老年人的常见病，在老年人感染性疾病中仅次于呼吸道感染而居第二位。成年女性尿路感染的发病率为3%～4.5%，而65岁以上者增至15%～20%。50岁以前的男性很少发生尿路感染，而65～70岁时可有3%～4%患病，70岁以后老年人发病率可达20%以上。无论任何性别，当处于慢性衰弱状态，或是长期住院卧床时，老年人尿路感染的发病率可高达25%～50%。

35. 为什么老年人尿路感染发病率高?

老年人易患尿路感染的机制一般有以下几个方面：

(1)细菌粘附于尿道上皮细胞表面的能力在尿路感染的发病中起重要作用。老年人泌尿道上皮细胞对细菌粘附敏感性增高。

(2)老年人尿路梗阻及尿流不畅的因素明显增加，如前列腺增生或膀胱颈梗阻以及尿路结石、肿瘤等，尿路存在不完全性或完全性梗阻，使细菌易于生存繁殖。

(3)老年人的体液免疫和细胞免疫功能明显减低，使其对感染及其他应激因素的反应能力下降。同时，老年人肾脏及膀胱粘膜因动脉硬化处于相对缺血状态，骨盆肌肉松弛、习惯性便秘等可进一步加剧局部粘膜的血液循环不良，老年男性前列腺液分泌减少，使局部抵抗力减退。此外，老年人肾的退行性变化，特别是远曲小管和集合管的憩室或囊肿形成，也是尿路粘膜防御机制下降的原因之一。

(4)老年人生理性渴感减退，饮水减少以及肾小管尿浓缩稀释功能的改变是易患尿路感染的因素之一。同时，老年人常常伴有高血压、糖尿病等全身性疾病，营养不良及长期卧床，又因疾病滥用止痛药、非类固醇消炎药等，因而易患尿路感染。

36. 什么是上行感染？

上行感染即细菌经尿道上行至膀胱引起感染，然后膀胱内的致病菌沿输尿管上行至肾脏引起肾盂肾炎。上行感染是膀胱和肾脏感染最主要、最多见的途径。正常人前尿道口周围有细菌寄生，这些细菌来自粪便，女性亦常来自阴道分泌物污染。由于种种原因，这些细菌可侵入膀胱；在性交时，可将女性前尿道和尿道口周围的细菌挤进后尿道和膀胱；有人认为在排尿终末时，后尿道的尿液可反流回膀胱，如后尿道有细菌，可将细菌带进膀胱；此外，尿路器械的使用也可将细菌带进膀胱。上行感染的根据为：

(1)尿路感染的常见致病菌，大都是肠道内平时寄生的菌群。

(2)女性尤其是已婚女性尿路感染的发生率特别高，这是因为女性尿道口接近肛门和阴道，易受粪便和阴道分泌物污染，女性尿道短而宽，细菌易进入膀胱。性交不仅可将前尿道口细菌挤入后尿道和膀胱，而且易致尿道损伤，有利于细菌侵入。

(3)尿路感染再发者，其尿道口周围的细菌明显增多，且经常存在，其菌株与引起尿路感染者相同。

37. 血行感染多见于哪些疾病？

细菌从体内任何部位感染灶侵入血液，血液中的细菌随血流到达肾脏和其他尿路引起感染。称为血行感染。此种途径少见，仅占所有尿路感染的3%以下。动物模型研究发现，静脉注入 5×10^8 个大肠杆菌后，仅极少数($10^3\sim10^4$)能在肾内停留，而且不久(通常10天内)即消失，不会引起肾的炎症、组织破坏和细菌尿。但是，若将一侧输尿管完全结扎使尿流梗阻，则注射同样剂量的大肠杆菌可导致100%的动物肾感染。有些学者发现，要产生血源性大肠杆菌肾感染，需要静脉注射致死量的大肠杆菌。即使这样，也只有15%的发生率。这说明大肠杆菌经血流引起肾脏炎症的可能性极小。除非存在某些特殊情况，如尿流不畅、短暂的输尿管梗阻、肾充血、肾内瘢痕或创伤，易产生肾盂肾炎，否则大肠杆菌很难引起血源性肾盂肾炎。以上研究说明尿流不畅或肾结构的缺陷是血源性肾盂肾炎的致病条件。临床上常见的是新生儿或金黄色葡萄球菌败血症患者的血源性肾感染。此外，变形杆菌、绿脓杆菌和粪链球菌偶可经血流引起肾盂肾炎。

38. 淋巴管途径能引起尿路感染吗？

下腹部和盆腔器官与肾，特别是升结肠与右肾的淋巴管相通，当患盆腔炎、阑尾炎和结肠炎时，细菌可能通过淋巴道进入肾脏。但是，一些学者认为这种可能性很小，即使有，也极罕见。

39. 急性肾盂肾炎有哪些病理解剖特点？

急性肾盂肾炎是细菌感染引起的急性化脓性炎症。主要病变为肾间质的化脓性炎症和肾小管坏死。病变分布不规则，可累及一侧或两侧肾。肾肿大、充血，质地较软。表面散在多数大小不等的脓肿，呈黄色或黄白色，周围有紫红色充血带环绕。严重病例数个小化脓灶融合成大小不等的较大脓肿，不规则地分布在肾组织各部。髓质内可见黄色条纹向皮质伸展。有些条纹融合形成小脓肿。肾盂粘膜充血、水肿，可有散在的小出血点，有时粘膜表面有脓性渗出物覆盖，肾盂腔内可有脓性尿液。

40. 慢性肾盂肾炎有哪些病理解剖特点？

慢性肾盂肾炎可由急性肾盂肾炎未及时治疗转变而来，或因尿路梗阻未解除，或由于膀胱输尿管反流，病变迁延，反复发作而转为慢性。慢性肾盂肾炎的病变特点是，肾组织活动性炎症与修复、纤维化及瘢痕形成的综合改变。病变可累及一侧或两侧肾。即使两侧肾皆受累，其损伤程度也不相同。病变分布不均匀，呈不规则的灶性或片状。可见两侧肾不对称，大小不等，体积缩小，质地变硬。表面高低不平，有不规则的凹陷性瘢痕。切面可见皮、髓界限模糊，肾乳头部萎缩。肾盂、肾盏因瘢痕收缩而变形。肾盂粘膜增厚、粗糙。

显微镜下可见肾间质和肾盂粘膜纤维组织大量增生，其中有大量淋巴细胞、浆细胞、单核细胞和多少不等的中性粒细胞浸润。其间的小血管有炎症，管壁增厚，管腔狭小。肾小管多萎缩、坏死，由纤维组织替代。有些肾小管管腔扩张，腔内有蛋白或变性的中性粒细胞凝集而成胶样管型。肾小球多萎缩，纤维化或玻璃样变。病灶周围的肾组织内肾小球尚好。有些肾小球的球囊壁增厚，纤维化。有些肾单位呈代偿性肥大，肾盂肾盏粘膜增厚，部分粘膜上皮破坏消失，周围有多数淋巴细胞等慢性炎性细胞浸润。

41. 特发性肾盂肾炎发病原因有哪些？

特发性肾盂肾炎的致病菌以变形杆菌、绿脓杆菌、粪链球菌、葡萄球菌及耐药性菌株所占的比例较大。急性炎症治愈后，肾内会留有瘢痕组织，使一些肾单位的尿流不畅（肾内梗阻），因而容易重新感染，并易于演变为慢性。另外，急性肾盂肾炎经治疗后，致病菌已消灭，但病灶瘢痕内仍可留存细菌抗原，机体产生的免疫反应持续存在，使炎症不能痊愈，或是细菌抗原与损坏的肾组织结合，成为复合抗原，继发引起自身免疫反应，导致炎症持续不愈而转为慢性。

42. 特发性肾盂肾炎有哪些病理改变？

特发性肾盂肾炎病理改变与一般慢性间质性肾炎相同，两肾大小相等，外观仅轻度变形或缩小。显微镜检查可见肾间质内有慢性炎症，淋巴细胞和浆细胞浸润，最后纤维化形成瘢痕。由于瘢痕组织萎缩，肾小管变形，有些扭曲，有些扩张，管腔内充满渗出物，肾小球周围可有纤维增生和白细胞浸润。晚期肾小球硬化。肾盂肾盏粘膜因炎症瘢痕以致变形、缩窄或扩张、肾乳头纤维化和硬化，极少数病例可发生坏死。由于肾实质损害逐渐加重，肾内纤维不断回缩，肾脏体积变小、变硬，表面凹凸不平，这时不能与肾小球肾炎所引起的固缩肾相区别，统称晚期固缩肾。

43. 梗阻性慢性肾盂肾炎有哪些发病原因？

导致泌尿系梗阻的原因复杂，自肾至尿道口的任何部位都可发生梗阻。按尿路梗阻程度可分为完全性和不完全性；按尿路梗阻部位可分为上尿路梗阻和下尿路梗阻；还有先天性和后天性；按尿路梗阻的部位分为腔内性、壁内性和壁外性；按尿路梗阻的性质分为机械性和功能性。归纳如下：

（1）先天性畸形：尿道口（包皮口）狭窄、后尿道瓣膜、先天性膀胱颈挛缩、膀胱输尿管反流、输尿管口囊肿、先天性巨输尿管、肾盂输尿管连接部畸形、肾血管畸形等。

（2）结石：肾、输尿管、膀胱、前列腺或尿道结石。

（3）肿瘤：膀胱癌、前列腺肥大或前列腺癌、原发性输尿管肿瘤、子宫颈癌或盆腔恶性肿瘤直接浸润或转移压迫输尿管。

（4）炎症：输尿管结核、外伤性或淋病性尿道狭窄。

（5）医源性：手术误扎输尿管，输尿管插管引起暂时性水肿。

（6）神经源性：各种原因的的神经源性膀胱。

（7）其他：原发性腹膜后纤维增生症、邻近器官病变压迫尿路。

44. 尿路梗阻导致肾组织破坏的机制有哪些？

尿路梗阻除了肾内急性梗阻外，都存在肾盂积水，这是慢性梗阻性肾病的标志。膀胱以上梗阻，可直接影响肾脏，而且肾盂积水发生较快，但仅限一侧肾脏受影响。如梗阻在膀胱以下，则膀胱可作缓冲，肾盂积水发生较慢，但常损害双侧肾脏。

严重肾盂积水时可摸及巨大肾脏。肾盂肾盏显著扩张，肾髓质几乎完全破坏，皮质变薄而成为硬化环。急性完全性梗阻，尤其在儿童，肾实质可迅速萎缩，而成固缩肾，肾盂肾盏轻度扩张。引起这些功能肾组织破坏的机制有以下原因：

（1）肾内逆流：尿液在膀胱内可沿输尿管逆流至肾盂，尤其在排尿动作时肾盂肾盏内压增高，尿液进入肾实质。与膀胱输尿管反流引起的逆流性肾病相似，可逆流到肾皮质，导致梗阻性萎缩肾。

（2）尿路感染：尿路感染是尿路梗阻最常见的并发症。感染可加速肾实质破坏，使梗阻上方扩张更为明显。膀胱及其以下部位的尿路梗阻极易继发感染，因为：①膀胱内残余尿量增多，膀胱防御机制障碍，细菌在膀胱内易滋长。②膀胱输尿管反流及肾盏、肾小管反流的存在，一旦感染就发生肾盂肾炎，使肾髓质严重损害。尿路梗阻并发感染后，常较难控制，有时须待解除梗阻后才能控制感染。

（3）肾缺血：慢性尿路梗阻不仅因为肾血管收缩而造成慢性肾缺血，肾盂肾盏扩张压迫肾的动静脉也使肾血流量降低。长期肾血流量减少可引起梗阻肾缺血性萎缩。

（4）压力性萎缩：肾盂及肾盏因梗阻而扩张，内压增高（由正常 0～1.33 千帕增高至 2.67～4.0 千帕，当膀胱输尿管收缩时内压可达 9.33 千帕）直接压迫肾髓质，使肾乳头变平，肾髓质萎缩。此时常存在肾小管对水和钠重吸收障碍和尿的酸化障碍，出现肾性尿崩症及肾小管性酸中毒。

45. 肾结核是怎样感染的？

结核杆菌主要来自肺结核。结核杆菌经血液侵入双肾，在肾小球的毛细血管丛形成多数粟粒状结节，这种肾皮质的早期结核病变并不出现临床症状，故称为病理性肾结核。由于机体修复能力强，可自行愈合，临床上无任何症状，仅尿中可查出结核菌。如机体抵抗力低下，病变则向肾髓质发展。由于肾髓质血液供应较少，适合于结核杆菌的生长，在肾髓质内形成含有活结核杆菌的肉芽肿，常潜伏多年后才干酪化扩散，故肾结核出现临床症状时，结核病灶在肾内已存在多年，约 2/3 患者在 5 年后才出现临床症状，这时肺内结核病灶可能已愈合或消失。由血行播散引起的早期肾结核病灶是双侧性的，但双侧病灶的发展可不一致，后来出现临床症状时，大多数是单侧性肾结核，而双侧肾结核仅占 10%左右。

46. 肾结核是全身结核的一部分吗？

肾结核是全身结核病的一部分，感染源绝大部分来自体内的结核病灶，主要来自肺部，结核菌经血流播散到达肾脏。据世界卫生组织估计，全世界每年新发生结核病者约 1 000 万人，其中肾结核占 8%～20%。建国以来，随着我国人民生活、健康水平的不断提高和肺结核的积极防治，发病数正逐年减少。据北京医学院等建国初期的统计，肾结核在泌尿外科住院病人中占 16.3%。近年来统计降至 10%以下，住院人数少于肿瘤、尿石症和前列腺增生等。但值得注意的是肾结核多在肺结核发生相当长时期后才出现症状，而且部分结核患者不能坚持长期治疗，以及耐药菌株正在增加，所以肾结核在目前仍然是泌尿外科的常见病之一。

47. 肾结核原发病灶都在肺内吗？

肾结核原发病灶几乎都在肺内，但亦可继发于生殖系结核（男性为附睾结核，女性为附件结核）、骨关节结核、肠结核和全身性粟粒结核。

48. 如果患者免疫力较高，肾皮质结核病灶可以完全愈合，而不发展为临床肾结核，这种说法对吗？

这种说法是对的。原发病灶的结核杆菌经血液循环进入肾脏，在肾小球的毛细血管丛中发展为结核病，形成微结核病灶，但大多数能自行痊愈，不引起任何症状，亦不易被发现。在20世纪初期，医学界对肾脏是否可滤过结核杆菌进行激烈的争论。直至1926年Medlar对30例死于肺结核的病例进行尸检后才证实全部病例都有双侧肾皮质结核病灶，故否定了正常肾脏可以滤过结核杆菌的论点，提出临床上肺结核、骨关节结核、肠结核及全身性粟粒结核患者尿中有结核杆菌，而无肾结核症状者常属肾结核早期病变。当肾皮质结核患者免疫能力较强时，双侧肾皮质结核病灶可以完全愈合，不发展为临床肾结核，即不出现血尿、蛋白尿及脓尿等肾结核的临床表现。反之，如患者对结核病的免疫能力较低，病灶不愈合，则发展为肾髓质结核，即临床肾结核。

49. 肾结核的病理改变是怎样的？

肾结核最常见于20～40岁。男性多于女性。多为单侧性，双侧性肾结核的发病率约为10%。病变开始于肾皮质与髓质交界处或乳头体内。初为局灶性结核病变，病变继续扩大发展则发生干酪样坏死，破坏肾乳头而溃破入肾盂，成为结核性空洞。有时纤维钙化的病灶，会于肾小盏的颈部引起瘢痕狭窄，导致肾盏积脓，形成一闭合性脓腔。显微镜下基本病理改变为结核结节和肉芽肿形成。典型结节的中心为干酪化坏死，周围为类上皮细胞及朗汉斯巨细胞，外围为淋巴细胞及纤维组织。

弥漫性肾间质结核似粟粒性结核，可不伴全身粟粒性结核，能导致肾功能衰竭，随着病变在肾内蔓延，形成多数结核空洞，最后可使肾仅剩一空壳。

肾盏肾盂在粘膜上形成结核结节和溃疡或伴有纤维化后使肾盏漏斗或肾盂输尿管连接部发生狭窄，结核菌随尿流下行，向输尿管、膀胱、尿道播散，又延及生殖系。输尿管结核病变环绕整个周径发展，表现为粘膜结核结节和溃疡，病变修复愈合后管壁纤维化，可使输尿管增粗变厚，成为一僵硬的条索，管腔呈节段性狭窄而梗阻，肾盂内压力增高，使肾乳头破坏并丧失功能。少数病人输尿管完全闭塞，全肾因干酪样物质有广泛钙化，结核菌不能随尿液流入膀胱，膀胱的继发结核病变反见好转和愈合，症状消失，这称为“肾自截”。但病灶内的结核菌仍存在，不能忽视。肾结核从病理上可分成结节型（包括结核球）、溃疡空洞型、纤维钙化型，发展进程中的不同阶段往往是混合存在的，如机体局部抵抗力薄弱，则可能形成溃疡空洞性病变；抵抗力强时，即可能形成纤维钙化性改变。

50. 膀胱结核病理改变有哪些？

膀胱结核病变表现为膀胱粘膜充血、水肿，结核结节进一步发展为溃疡、肉芽肿、纤维化。若病变轻，治疗及时，膀胱结核可逐渐恢复。如发展到晚期，结核病变深达肌层，可发生严重纤维组织增生和瘢痕收缩，膀胱容量显著减少，成为膀胱挛缩，膀胱容量小于50毫升。膀胱的溃疡和纤维组织增生如影响到对侧的输尿管口，即健侧输尿管下端或开口处由于膀胱病变发生狭窄或失去活瓣作用，尿液反流引起肾积水。结核菌也可逆行感染对侧肾。

51."肾自截"是什么意思?

输尿管结核纤维化以后,管腔狭窄,影响尿液引流,促进肾结核病变的发展,成为结核性肾积脓。临床上也可有因输尿管完全闭合,含有结核杆菌的尿不能进入膀胱,膀胱病变反见好转,膀胱刺激症状缓解,尿中亦无明显异常改变,出现所谓"肾自截(自家肾切除)"的情况。

52.常见尿路梗阻的病因有哪些?

尿路梗阻的病因分为先天性和后天性。先天性系胚胎发育异常所致,如后尿道瓣膜、膀胱颈梗阻、膀胱输尿管或输尿管肾盂连接异常、双肾盂、双输尿管及蹄铁肾等畸形。后天性如炎性尿路狭窄、结石及肿瘤等。临床上按梗阻的性质分为机械性和功能性:

(1)机械性尿路梗阻:①机械性上尿路梗阻的原因:肾及输尿管先天性异常,肾及输尿管结石,肾及输尿管肿瘤,输尿管炎症性狭窄,输尿管扭曲,误扎输尿管,孕妇膨大子宫压迫输尿管,血块、乳糜块、坏死组织或脓块阻塞输尿管,血管异常、纤维束囊或粘连等压迫输尿管及腹腔肿瘤压迫输尿管。上尿路机械性梗阻以腔内或壁内原因为常见,可为一侧或双侧性。肾下垂因位置移动过大,有时亦可发生梗阻。②机械性膀胱梗阻的原因:以结石、炎症及肿瘤为最常见,膀胱憩室也能压迫输尿管或膀胱下口,导致尿路梗阻。此外,膀胱挛缩、膀胱膨出和疝亦可引起梗阻及尿潴留。③机械性下尿路梗阻的原因:前列腺增大,膀胱颈挛缩,先天性后尿道瓣膜是婴幼儿泌尿系梗阻的重要原因。尿道狭窄,包皮口、尿道口和尿道任何部位均可因炎症、创伤引起狭窄。尿道结石、结核、肿瘤、憩室也可使尿道梗阻。

(2)功能性尿路梗阻：又称动力性尿路梗阻，以神经病变引起者常见。中枢神经和末梢神经病变均可引起膀胱排空障碍和尿潴留，其中脊髓疾病引起者最多，如儿童的巨输尿管系由输尿管下端神经节细胞先天性缺陷所致。糖尿病及多发硬化症所引起的神经源性膀胱也常见到。膀胱输尿管反流在女孩相当多见，而成人的发病率为5%。

53. 老年梗阻性肾病的常见病因有哪些？

尿路梗阻在老年人并不少见。上尿路梗阻较常见，多由肿瘤、结石或脱落的肾乳头或血块所致。膀胱内输尿管梗阻常由肿瘤浸润所引起。膀胱流出道梗阻，绝大多数的男性是由于前列腺增大压迫所致，这是老年男性最多见的下尿路梗阻的病因。在女性多由膀胱颈病变所致。除前述机械性尿路梗阻外，在老年人，功能性梗阻也相当多见。主要是神经性病变，如糖尿病、中枢神经或末梢神经病变所致的神经源性膀胱。

54. 梗阻性肾病为什么会引起高血压？

梗阻性肾病可引起高血压，有两种原因：一种是由于肾素分泌增加，血压上升；另一种是由于钠潴留和血容量增加引起高血压。在急性和亚急性梗阻时，肾素增高使血压升高；慢性梗阻时，若无钠潴留和血容量增加，不伴有高血压，肾素亦正常。双侧肾梗阻，可引起钠潴留和血容量增加，引起高血压。梗阻性肾病引起的高血压，多数在解除梗阻后血压可恢复正常。

55. 为什么在梗阻性肾病伴感染时容易出现脓毒血症？

泌尿系梗阻最危险的是细菌可直接进入血液。梗阻合并感染时，不仅感染难以治愈，而且易发展为菌血症。因为在梗阻性肾病时，即使完全梗阻，仍继续产生尿液，增加肾内压，发生肾积水。这时流到肾盂内的尿，经过肾小管和淋巴管回吸收。肾盂内压升高达到滤过压时，尿液可以从肾盏穹隆部即最薄弱的部位的裂隙处进入肾间质或外渗被淋巴管吸收，由于这种再吸收的机制，在梗阻的肾感染时，感染的“尿液”可以直接进入血循环，导致脓毒血症发生。

56. 尿路梗阻对肾功能有何影响？

尿路梗阻后肾脏功能有以下变化：

(1)肾血流量：在急性输尿管梗阻的早期肾血流量增加，肾内动脉－静脉短路开放，肾脏皮质和髓质区血流重新分布；以后肾血流量随时间的延长而减少。

(2)肾小球滤过率：输尿管不完全梗阻时，肾小球滤过率的减少与梗阻的程度成正比；完全梗阻 24 小时后肾小球滤过率减少 50%；梗阻 1 周后对侧肾小球滤过率比正常增加 65%。

(3)肾小管功能：①梗阻肾内渗透压增高。当压力大于 4 千帕(30 毫米汞柱)时，肾内正常的渗透压梯度消失。②急性输尿管梗阻时，肾小管腔内压力和输尿管壁的肌张力增加，管腔变宽，蠕动幅度减少；慢性梗阻时，出现失代偿现象，输尿管腔口径更宽大，腔内容积增大，压力降低，只有在输尿管壁肌张力增加时，才有可能恢复正常的输尿管内压力。③肾组织的代谢改变。

57. 尿路梗阻为什么对肾功能有影响？

尿路梗阻可以引起肾功能的损害，损害程度主要取决于梗阻程度及持续时间。引起肾组织破坏的机制有：

(1)肾内反流：梗阻时尿液可沿输尿管反流至肾盂，尤其在排尿动作时肾盂肾盏内压增高，则尿液进入肾实质。

(2)尿路感染：感染可加速肾实质破坏，使梗阻上方尿路扩张更为明显。

(3)肾缺血：慢性尿路梗阻不仅因为肾血管收缩而造成慢性肾缺血，肾盂肾盏扩张压迫肾的动静脉也致使肾血流量降低。长期肾血流量减少可引起肾缺血性萎缩。

(4)压力性萎缩：肾盂肾盏因梗阻而扩张，内压增高直接压迫肾髓质，使肾乳头变平，髓质萎缩。

58. 尿路感染与尿路结石的形成有关系吗？

尿路结石的病因比较复杂，其中尿路感染对结石形成有明显的影响。其作用一般有以下几点：

(1)细菌及其引起的脓块、坏死组织，可作为结石的核心，导致结石形成。

(2)某些细菌能将尿素分解为氨，使尿变成碱性，而形成“感染石”。

(3)炎症产生的有机物能扰乱尿中晶体与胶体的平衡，不稳定的胶体的沉积也可成为结石的核心。

(4)尿素具有保护性胶体的作用。尿素经细菌分解后，其含量减少，因而降低了保护性胶体作用。

应该指出，尿路感染患者除少数女性妊娠合并结石外，不并发结石。一些尿路结石患者在发病早期相当长一段时间内，多无尿路感染，所以感染虽然是结石形成的一个原因，但却不是所有结石形成的必要因素。各种原因引起的尿路梗阻导致水液淤积，可促使尿中晶体沉淀而导致结石形成。尿路内的异物可成为形成结石的核心，形成结石。

59. 尿路结石合并感染会导致严重后果吗?

尿路结石合并感染时，可加速结石的增长和肾实质的损害，在结石排出或取出之前，这种感染是很难彻底治愈的。肾结石合并感染时，可发生肾盂肾炎、肾积脓、肾周围炎，甚至可发展为肾周围脓肿，与腹膜粘连后，可穿破入肠管。后期肾小管萎缩，肾小球硬化。

60. 反流性肾病的发病机制有哪些?

反流性肾病的发病机制目前仍不完全清楚，可能与以下几方面因素有关:

(1)尿流动力学改变:动物实验已证明，无菌高压反流可产生肾损害，故认为只要有尿流动力学改变，就可能产生肾内反流及肾损害。

(2)细菌感染:动物实验及临床观察有两种不同结果，一种认为在膀胱输尿管反流及肾内反流患者，必须存在菌尿时才会产生肾瘢痕;另一种实验表明无菌反流也可导致肾损害，认为感染并非为瘢痕形成所必需，仅对其形成起促进作用。

(3)免疫损害:在人类，反流性肾病患者中尚未发现与此有关的自身免疫的证据。但是，免疫荧光检查发现，在肾小球硬化区及系膜区有IgM及IgG沉积，故认为免疫损伤是引起肾小球硬化的原因。动物模型感染1周后，在受损的肾实质及外周淋巴结出现许多生发中心，提示局部有免疫抗体产生。抗原可能为反流尿液中的细菌。

(4)血管病变:在反流性肾盂肾炎的最初阶段，感染所累及的部位血管闭塞，尤其肾小管旁的小血管，提示由于血管阻塞而致的局部缺血在肾内反流的肾损害发病机制中起重要作用。在功能性尿路梗阻时，肾小管压增高及肾内反流，随后出现肾小球滤过率降低，出球小动脉血流减少，导致肾缺血，产生间质性肾炎。

61. 什么是膀胱输尿管反流的病因？

临床上引起膀胱输尿管反流的病因有原发性和继发性两大类：

(1)原发性膀胱输尿管反流：原发性膀胱输尿管反流最常见的原因为膀胱粘膜下输尿管段的先天性异常，如先天性膀胱粘膜下输尿管过短，输尿管开口异常，膀胱三角区肌组织变薄或无力等。多见于 5 岁以下的婴幼儿，也见于成年妇女，妊娠妇女雌激素水平较高，可致膀胱三角区肌张力下降，因而孕妇膀胱输尿管反流发病率较高。

(2)继发性膀胱输尿管反流：任何年龄均可发生。主要原因有：①膀胱炎：由于膀胱三角区及粘膜下充血、水肿、局部变硬，纵行肌功能障碍，膀胱内尿液压增高致使发生膀胱输尿管反流。②神经源性膀胱：由于膀胱三角区肌张力减退，粘膜下输尿管顶面纵行肌收缩不良，而发生膀胱输尿管反流。③妊娠：孕妇雌激素分泌较多，致使膀胱三角区肌张力减退。此外，膀胱尿道梗阻也可引起反流。

62. 原发性膀胱输尿管反流有家族性倾向吗？

国外学者对膀胱输尿管反流的遗传性作了研究，发现有膀胱输尿管反流的 125 个家族中的 329 个儿童，其膀胱输尿管反流的发病率为 54.4%，其中两侧反流者占 54.6%，单侧反流者为 45.4%。而有其他尿路异常而无膀胱输尿管反流的

72 个家族中的 185 个儿童，查出膀胱输尿管反流仅有 15 例，尿路其他异常者有 52 例。但是，至目前为止，其遗传模式仍未明了。故原发性膀胱输尿管反流是否有家族性倾向还需进一步研究。

63. 膀胱输尿管反流引起肾内反流及肾瘢痕受哪些因素的影响？

(1)年龄。肾瘢痕多数形成于 5 岁以前。近来发现 10 岁以上仍可形成瘢痕。

(2)尿路感染可促进肾瘢痕形成。

(3)膀胱输尿管反流的严重程度。反流越严重，持续时间越长，则肾瘢痕发生率越高。

(4)肾乳头类型。肾瘢痕主要分布在肾极区，最常见于肾上极，主要因为肾极区多为复合乳头。这种乳头呈扁平型，开口大而直，容易产生肾内反流。

(5)有旧瘢痕者易形成新瘢痕。

64. 膀胱输尿管反流会引起肾盂肾炎吗？

膀胱输尿管反流与慢性萎缩性肾盂肾炎的后果有密切关系。膀胱输尿管反流时膀胱残余尿量增多，易引起细菌感染。膀胱内的含菌尿液反流至肾盂及肾盏后，再由肾盏处向乳头管及集合管逆流，故称为肾内反流，可导致肾盂肾炎。

65. 儿童患有膀胱输尿管反流会延续至成年吗？

原发性膀胱输尿管反流如无合并症存在，反流随着年龄增长而逐渐减轻或消失。婴儿的膀胱输尿管反流每 2 年消失率为 20%～30%，因为斜埋在膀胱壁层的输尿管长度是随着年龄的增长而延长的。但是，膀胱输尿管反流的减轻和消失与反流的程度有密切关系。一般认为Ⅰ～Ⅲ级患者约85%可逐渐消失，Ⅳ级仅41%能自行消失。年龄愈轻，反流越早消失的可能性越大。随着年龄增长，膀胱输尿管反流逐渐消失，即使膀胱输尿管反流不消失，其程度及输尿管扩张也常减轻。

66. 反流性肾病有哪些病理改变？

反流性肾病病理改变为肾脏缩小，肾盂肾盏扩张，肾皮质变薄，肾脏表面有局灶性瘢痕形成，尤以肾上极为突出，肾包膜增厚、粘连。显微镜下可见肾小管萎缩，部分肾小管呈囊性扩张，其内有透明管型；肾间质纤维化及淋巴细胞浸润，部分有淋巴滤泡形成；肾皮质及外髓质有密集的圆形淡着色物，小叶间动脉内膜增厚、阻塞。外髓质肾小管上皮细胞变平。肾小球的病变为局灶性、节段性硬化及玻璃样变并伴有肥大的肾小球，这是反流性肾病最具有特征性及最常见的病理改变。免疫荧光显微镜下可见肾小球内硬化部分有免疫球蛋白M、G及C3沉积。电镜检查见内皮细胞下有电子致密物。

67. 滴虫性尿道炎是怎样发生的？

滴虫性尿道炎男女均可发病，女性的发病率高于男性。主要的病原体是阴道滴虫，它能寄生在女性的阴道、尿道和男性的尿道及前列腺内，引起阴道炎、尿道炎、前列腺炎、膀胱炎等，偶可累及肾脏，甚至引起肾周围脓肿，常常是由膀胱炎上行感染所致。

68. 尿路阿米巴病的感染途径有哪些？

尿路阿米巴病以阿米巴性肾脓肿或肾周围脓肿、肾盂肾炎、膀胱炎及尿道炎为主。尿路阿米巴病的感染途径有：

(1)阿米巴肝脓肿穿破至右肾。

(2)肠阿米巴病穿破至膀胱。

(3)外生殖器阿米巴感染蔓延或经尿道侵入。

(4)由肠道或肝阿米巴经血液循环或淋巴转移至尿路。

69. 肾包虫病是怎样感染的?

包虫病又称棘球蚴病，是细粒棘球绦虫的幼虫感染机体所致的疾病。临床上肝包虫病最常见(70%)，肺部次之(20%)，肾及其他脏器仅偶见。该病流行于牧区，患者多为牧民。饮食或手指及餐具被棘球虫卵污染而经消化道进入体内。肾包虫囊多为单个，母囊内含有子囊及孙囊。病变多在肾下极，呈圆形。囊肿增大压迫周围肾小球，使之破坏萎缩。偶有囊肿穿破入肾盂或腹腔。

70. 哪些真菌可引起尿路感染?

许多真菌都可以引起尿路感染，如隐球菌、曲菌、酵母菌、组织胞浆菌、放线菌以及白色念珠菌等，但最常见的是念珠菌。正常人群中约65%能从口腔、粪便或阴道中分离出白色念珠菌。全身抵抗力很差，长期使用抗生素(尤其是广谱抗生素)或糖皮质激素的情况下，常能继发念珠菌病。

尿路真菌病可由上行性或血源性感染所致。尿路粘膜感染则上皮有白细胞浸润，并出现溃疡及菌丝。肾实质受累时往往有小脓肿形成，伴有灶状坏死，可见到菌丝。偶有在乳头部形成块状物，引起输尿管阻塞。

71. 哪些情况易发生尿路真菌感染？

真菌是一种条件致病菌，只有在机体抵抗力下降或念珠菌过度生长时，才可能成为致病菌。有利于念珠菌尿路感染发生的因素有：

(1)应用抗生素治疗，引起正常菌群失调，尤其是长期大量应用广谱抗生素时。

(2)糖皮质激素、免疫抑制剂的使用以及肿瘤病人行放射治疗，使机体的防御功能减弱。

(3)置留尿管、尿路畸形等致使尿路局部抵抗力下降。

(4)糖尿病病人抗念珠菌的能力降低，当血糖＞8.3 毫摩/升(＞150 毫克/分升)时，念珠菌生长率提高。

(5)念珠菌生长的适宜酸碱度(pH)是 5.1～6.4，正常尿液呈酸性，有利于念珠菌生长。

72. 什么是性病尿路感染？

性病尿路感染是性传播疾病。性病尿路感染可分为淋菌性和非淋菌性两种。淋病是由于不洁性交后奈瑟淋病双球菌感染引起的疾病，主要侵犯泌尿生殖系统，以尿道炎为最常见的病症。全世界每年淋病患者达 2 亿 5 千万人。非淋菌性尿路感染的致病菌主要是衣原体感染，如沙眼衣原体。支原体也可引起男性尿道炎；某些病毒也可引起尿道炎。

73. 淋病有哪些传播途径？

成人淋病几乎全部由性交传染，是最常见的性病。淋球菌通常存在于前庭、阴道、尿道和子宫颈等处。经不洁性交感染后，淋球菌在泌尿生殖道内生长繁殖，引起症状，并可经血流传播引起其他部位感染。淋病偶见于儿童或婴儿，儿童多由衣服、便盆、床单、手指等接触尿道口而引起感染。孕妇患淋病时，胎儿经感染的产道娩出时亦可发生眼和全身的淋球菌感染，但很少引起尿道炎。

74. 什么是衣原体？

衣原体是一种寄生于细胞浆内的微生物，呈球形，其大小介于细菌与病毒之间。衣原体具有特殊的生长周期，可观察到两种不同结构：一种为原体（感染型），另一种为始体（繁殖型）。沙眼衣原体至少有15种血清型，其中D至K8种血清型与非淋菌性尿道炎有关。衣原体对热敏感，56℃～60℃温度下5～10分钟即死亡。

75. 衣原体尿路感染是怎样传播的？

衣原体所致的非淋菌性尿道炎主要是由性交传播。性关系混乱、开始性生活过早及不用阴茎套的不洁性交更易传染。少数情况下，新生儿娩出时可通过母亲阴道而感染。

二、尿路感染的实验室检查及特殊检查

76. 尿路感染有哪些实验室检查？

诊断尿路感染常用的实验室检查有：

(1)尿细菌学检查：尿细菌学检查是诊断尿路感染的关键性手段。如发现有意义的细菌尿(中段尿定量培养≥10^5/毫升)，虽无症状亦可诊断为尿路感染，准确率为80%；若连续2次培养所得的菌种相同，则准确率可达96%。

(2)尿涂片镜检细菌：有两种方法，即不沉淀尿涂片镜检法和尿沉淀涂片镜检法。此方法的优点有：①设备简单、操作方便，适用于基层医疗单位或大规模筛选检查。②有定量意义。如尿含细菌量≥10^5/毫升，则90%以上尿直接涂片镜检可找到细菌，极少假阳性。③在抗生素治疗后，尿培养可阴性，但镜检仍可能发现细菌。

(3)尿化学检查：方法简便易行，有助于尿路感染的快速诊断，但由于阳性率低，故作为诊断尿路感染的价值有限。常用的方法有亚硝酸盐还原试验。

(4)尿常规检查：白细胞尿是尿路感染诊断的一个较为敏感的指标；镜下血尿见于40%～60%急性尿路感染患者；蛋白含量多为微量～+(一个加号)。

(5)其他实验室检查：①血常规检查：急性肾盂肾炎患者，血白细胞可轻度或中度增加，中性粒细胞增多，可有核左移。②肾功能检查：急性肾盂肾炎偶有尿浓缩功能障碍，于治疗后

多可恢复。

77. 亚硝酸盐试验对诊断尿路感染有意义吗？

亚硝酸盐试验对诊断尿路感染有一定的价值。大肠杆菌等革兰阴性细菌可使尿内的硝酸盐还原为亚硝酸盐，亚硝酸盐与 Griess 试药发生反应生成红色的可溶性偶氮色素。尿路感染的致病菌为大肠杆菌或副大肠杆菌，其绝大多数亚硝酸盐试验为阳性(85%)；而变形杆菌仅半数亚硝酸盐试验阳性；葡萄球菌、粪链球菌感染患者则为阴性，肾结核患者亦为阴性。亚硝酸盐试验在临床上应用较为广泛，一般不会出现假阳性结果，但假阴性率较高。因为：①细菌一般需要 2～5 小时才能使尿内硝酸盐还原为亚硝酸盐，在尿频、尿急患者因尿没有足够的时间在膀胱内停留。②尿量过多时，亚硝酸盐被尿液稀释而浓度不足。③病人摄入含硝酸盐的食物(如青菜、水果等)不足。④病原菌(如葡萄球菌、粪链球菌等)不具有还原亚硝酸盐能力。⑤曾使用抗菌药物，抑制了尿液内细菌的活力。

78. 尿常规检查为什么是尿路感染最常用的检查方法？

尿常规检查是临床上最常用的检查方法。临床医生初步诊断尿路感染常依靠临床症状和尿中白细胞增多，故尿常规检查发现白细胞增多，即脓尿。虽然尿路感染诊断不能单纯依靠脓尿，但脓尿对诊断尿路感染有一定价值。这是因为：

(1)尿路感染经抗生素治疗后，细菌培养结果已经无细菌生长，但脓尿仍可持续数天，提示尿路感染仍存在。

(2)有急性尿路感染症状时，若尿常规检查证实脓尿存在，即可不待尿细菌培养结果而作出初步诊断。

(3)尿频、尿急明显者，尿在膀胱内停留时间短，尿细菌定量培养结果可阴性，而脓尿可协助诊断。

79. 尿路感染时尿常规检查有哪些改变？

尿路感染时尿液偶可混浊，甚至有腐败气味，尿蛋白多为微量～+，有40%～60%急性尿路感染患者伴有镜下血尿，多数患者尿红细胞数为2～10个/高倍视野，极少数(<5%)患者可有肉眼血尿；血尿虽在尿路感染是常见表现，但对尿路感染诊断有较大意义的仍为白细胞尿。正常人尿沉淀的白细胞数<3个/高倍视野，如>5个/高倍视野即可认为增多，有诊断意义。应注意尿标本必须为清洁新鲜，否则其检查结果将不可靠。

80. 镜检尿中白细胞有哪些方法？

临床上常用的镜检尿中白细胞方法有：

(1)不沉淀尿液镜检：用未沉淀尿找白细胞>1个/高倍视野为阳性，在尿路感染病例统计资料中，其阳性率为63.2%。

(2)尿沉渣镜检：取新鲜尿液5毫升于试管内，以每分钟1 500～2 000转的速度离心5分钟，弃去上清液，剩下约0.5毫升，摇匀沉渣，倒一滴于干净载物玻片上镜检，白细胞数>5个/高倍视野为阳性，其阳性率为69.9%。

(3)尿白细胞计数：这是较准确检测脓尿的方法。准确收集患者2小时的全部尿液，立即作白细胞计数，所得白细胞数按1小时折算。尿白细胞计数较尿沉渣涂片检查为准确，其阳性率达88.1%。白细胞计数与艾迪(Addis)计数两者的准确性基本相同，而以前者更为简便。

81. 何谓脓尿?

尿液中含有大量的脓细胞(白细胞)时称为脓尿。所谓脓细胞,是指已变性的白细胞,内部结构不清,数量较多或成堆者。正常成人尿中只含有少量的白细胞,新鲜清洁中段尿,经离心沉淀作镜检,通常<3~5个/高倍视野。若新鲜清洁中段尿离心沉淀作镜检,白细胞数>5个/高倍视野可确定为脓尿。

脓尿的程度可分为"镜下脓尿"和"肉眼脓尿"。前者白细胞含量较少,只能在显微镜下看到,后者含大量白细胞,肉眼即见尿混浊或呈乳白色,甚至出现脓块。

82. 尿中白细胞数量除与病变程度有关外,还受哪些因素的影响?

尿中含白细胞数的多少除与病变程度有关外,还受下列因素影响:

(1)尿酸碱度(pH):当尿pH大于6.8时,白细胞容易破坏;如尿pH大于8.4时,则白细胞可于数分钟内被溶解。

(2)大量饮水,尿液稀释,使尿中白细胞相对减少;反之,如尿浓缩,则尿中白细胞数相对增多。

(3)尿标本放置于温度高的环境或放置时间过长,易使白细胞破坏。

83. 尿白细胞计数对诊断尿路感染意义如何?

尿白细胞计数是检测脓尿的较准确方法。过去沿用艾迪计数法,需留12小时尿液,12小时尿白细胞计数>100万者为异常。近年来主张采用1小时尿白细胞计数法,更为准确和简便。方法：准确收集2～3小时的全部尿液，立即作白细胞计数，所得白细胞数按1小时折算。正常人白细胞应<20万/小时，白细胞>30万/小时为阳性，20万～30万/小时为可疑。

84. 尿白细胞检查应注意哪些问题？

脓尿对尿路感染诊断的特异性和敏感性均约为75%。作尿白细胞检查时必须注意：

(1)留尿标本前必须清洁外阴，以免因污染而出现假阳性。日常工作中，病人自留尿标本的结果是不可靠的。

(2)尿液若放置数小时，白细胞被破坏使结果不准确，故应送新鲜尿液检查。用清洁容器，留取新鲜尿液100毫升左右，成年女性留取尿标本时，应避开月经期。阴道分泌物亦常混入尿液中，故应先冲洗外阴，必要时用1∶1 000苯扎溴铵(新洁尔灭)溶液浸湿的棉球消毒尿道口。尿标本应在1～2小时内进行检查。

(3)尿路感染时脓尿可呈间歇性出现。当患者有尿路刺激症状，而一次尿常规检查阴性时，不应轻易否定诊断，应多次重复才能下结论。

(4)使用抗生素治疗后，虽在短期内仍有脓尿，但可影响尿常规检查的准确性。

(5)克雷白杆菌或绿脓杆菌所致的严重感染，因尿呈碱性，尿中白细胞被破坏，尿白细胞检查可出现假阴性结果。当患者有明显尿频、尿急、尿痛等尿路刺激症状，而尿常规检查白细胞阴性时，应作尿细菌学检查。

85. 为什么说脓尿对诊断尿路感染有一定价值？

尿路感染的诊断虽不能单纯依靠脓尿，但脓尿却有一定的诊断价值。这是因为：

(1)尿路感染在抗生素治疗后，细菌培养常已转阴，但脓尿仍可持续数天。

(2)有急性尿路感染症状时，若证实脓尿存在，即可不待细菌培养结果而作出诊断。

(3)尿频、尿急明显者，尿液在膀胱停留时间短，尿培养可阴性，而脓尿可协助诊断。但是，应该指出，在泌尿系统非细菌性炎症（如肾小球肾炎），肾结核，真菌感染，恶性肿瘤等均可出现脓尿，故不能单纯依靠脓尿诊断尿路感染。

86. 脓尿三杯试验有何临床意义？

按排尿时尿流的先后，可将脓尿分为初段脓尿、终末脓尿和全程脓尿。初段脓尿表示病变部位是尿道；终末脓尿表示病变位于膀胱颈部、三角区或后尿道、前列腺等；全程脓尿表示病变位于膀胱颈以上尿路，如膀胱、输尿管及肾等。临床上常用尿三杯试验以助诊断。

87. 什么是“假脓尿”及“真脓尿”？

“假脓尿”是由于女性白带或其他化脓性疾病，如阴道炎、会阴部疮疖、肛瘘等的脓性分泌物污染尿液所致，故于留取尿标本时应注意清洁，防止污染，如取中段尿或导尿检查即可区别。

“真脓尿”是指由泌尿生殖系感染所致，如脓肾、肾盂肾炎、膀胱炎、尿道炎、前列腺炎、精囊炎等，部分是由泌尿生殖系邻近器官、组织感染或其他泌尿系非感染疾病所致。

88. 如何正确采集中段尿？

采集中段尿前，先将外阴部清洗干净，用消毒棉球擦干，用消毒液冲洗后，再用无菌水将消毒液洗去。在女性应将尿道口暴露，嘱病人排尿，待排尿开始后弃去前1/3段尿液，以无菌试管取中段尿作培养。

89. 为什么清洁尿中培养出细菌并不一定是尿路感染？

根据临床统计资料，在40%无症状正常男性尿道前端直到尿道口以上6厘米处可有细菌；有50%的正常女性自膀胱颈以下的尿道可能有致病菌存在。当采取尿标本作培养检查时，这些细菌可污染尿标本。女性尚有大、小阴唇及阴道定居的细菌，更有可能污染尿标本。为了避免误诊，Kass首先提出，清洁中段尿细菌培养菌落计数$\geqslant 10^5$/毫升，为有意义的细菌尿，可确诊为尿路感染；如菌落计数为10^4/毫升～10^5/毫升，则结果可疑；如$<10^4$/毫升，则为污染。

90. 什么是真性菌尿和有意义菌尿？两者有何不同？

前面提到，清洁尿细菌培养出现细菌并不一定是尿路感染。因为尿路感染的诊断主要依赖于是否有真性细菌尿。这直接影响临床医生决定治疗方案。

在清洁中段尿培养时尿标本常被污染，但污染标本菌落计数常不到10^5/毫升，且通常在10^3/毫升以下。以10^5菌落形成单位/毫升作为菌尿的定量标准是可取的。为此，凡是中段尿定量培养$\geqslant 10^5$菌落形成单位/毫升的菌尿称之为有意义菌尿。真性菌尿则除此外，还要求确实排除了假阳性的可能，而且要求临床上有尿路感染症状，如无症状者，则要求连续2

次培养，每次菌落均$\geqslant 10^5$/毫升，而且两次的菌种相同，方可确定为尿路感染。

91. 为什么确诊尿路感染需要作尿细菌定量培养呢？

尿细菌定量培养是确定有无尿路感染的重要指标，目前认为，尿路感染的确诊，只能建立在尿细菌定量培养的基础上。因此，只要条件许可，均应采用中段尿作细菌定量培养。

92. 如何分析尿细菌定量培养结果？

前面已经提到有意义菌尿和真性菌尿的区别。但是，临床上发现，有明显膀胱刺激症状的女性患者，用尿菌含量$\geqslant 10^5$/毫升作为有意义的细菌尿的诊断标准，其敏感性不够高，仅为51%，即一些尿路感染患者可能被漏诊。有人提出如有下述情况应考虑尿路感染：

(1)有较严重膀胱刺激症状的妇女，其尿中有较多白细胞，如尿细菌定量培养$\geqslant 10^2$/毫升，且致病菌为大肠杆菌类或腐物寄生球菌等。

(2)男性有脓尿，大肠杆菌计数$\geqslant 10^2$/毫升。

(3)短期留置导尿管患者，其细菌数为10^3/毫升～10^4/毫升。

93. 导尿作细菌培养可靠吗？

导尿作细菌培养是不可靠的方法。30多年前采用导尿收集尿标本作细菌培养。后来发现会阴部、尿道口及前尿道有大量细菌寄居。当插入导尿管时可将尿道口及前尿道的细菌带入膀胱，即有造成膀胱感染的危险，又可在培养中产生假阳性，现在很少采用。

94. 膀胱穿刺尿作为尿标本进行细菌培养是最可靠的方法吗?

膀胱穿刺尿作为尿标本进行细菌培养是最可靠的方法。膀胱穿刺是从耻骨上穿刺吸取尿液作为尿标本进行细菌定量培养,结果完全可靠。中山医科大学曾报道,膀胱穿刺尿比导尿和清洁中段尿细菌定量培养,可增加尿路感染诊断的准确性,结果显示:52 例膀胱穿刺尿培养阳性患者全部为尿路感染,诊断符合率为 100%;导尿细菌定量培养阳性者 192 例,最后确诊尿路感染为 132 例,诊断符合率为 69%;清洁中段尿细菌定量培养阳性患者 195 例,最后确诊尿路感染者仅 103 例,诊断符合率为 53%。从上述情况可得知,膀胱穿刺尿作为尿标本进行细菌培养是最可靠的方法。

95. 膀胱穿刺尿检查是否适合于每一位尿路感染患者?

膀胱穿刺尿作定性培养虽然绝对可靠,但它是一种有创伤性的检查方法,故只能有选择地使用,而不是对每一位尿路感染患者都适合。其适应证为:

(1)连续 2 次清洁中段尿培养可疑,难以判断是感染或是污染。

(2)怀疑有厌氧菌感染。

(3)临床上高度怀疑尿路感染,但尿含菌量低,须进一步证实者。

(4)清洁中段尿培养结果是混合感染,但高度怀疑结果不可靠时,可用膀胱穿刺尿来确定膀胱内是否真有多种细菌存在。

(5)高度怀疑尿路感染,而无条件作细菌定量培养时,可用膀胱穿刺尿定性培养来诊断。

96. 如何进行耻骨上膀胱穿刺取尿？

耻骨上膀胱穿刺尿检查细菌是近 20 多年来尿路感染诊断上的一个进展。耻骨上膀胱穿刺尿收集方法为：令患者大量饮水，在开始有尿意以后穿刺。穿刺部位为紧邻耻骨联合上方，经局部清洗消毒以后，不必剃除阴毛亦不需麻醉，用 7.5 厘米～9 厘米长的 22 号针迅速垂直刺入膀胱，一般针进入膀胱可以感觉出来，取出针芯，接针筒吸取尿液，拔出穿刺针，再次消毒皮肤，不必贴敷料，如局部有出血，可压迫片刻。如未能取得膀胱尿，可嘱患者大量饮水，待膀胱充胀后再次穿刺。

97. 哪些因素可以影响中段尿培养结果？

尿细菌学检查是诊断尿路感染的关键性手段。如发现有真性菌尿，虽无临床症状也可诊断为尿路感染。影响中段尿培养结果的因素有以下几种：

(1)留取晨尿标本或在膀胱内停留较长时间(4～8 小时)的尿标本作培养最好。因为在慢性病例，肾内排菌可能数量不多，尿液在膀胱内停留时间长，有利于细菌繁殖，能提高培养的菌落数。清晨初尿的培养阳性率为日间尿的 10 倍。

(2)尿液要新鲜，容器应灭菌，尿标本立即送培养，放置时间不宜超过 1 小时，时间过长细菌会大增，冷冻可抑制细菌生长。

(3)外阴部消毒对尿培养结果影响很大，消毒液过多而未冲洗干净，混入尿标本，则抑制细菌生长；如不消毒或不清洁尿道口，尿标本容易受污染。

(4)尿培养前曾使用抗生素治疗者，尿菌往往受到抑制，作尿培养前至少 3 日内不使用抗生素。

(5)尿液 pH 值<5 或>7.5，或尿液比重过低，在 1.003 左右时都不利于大肠杆菌生长。

(6)血源性急性肾盂肾炎，肾实质内微脓肿未与尿路系统沟通时，尿菌往往阴性。

(7)细菌种类不同对菌落计数有明显影响。如革兰阴性杆菌分裂繁殖快，分裂后立即分开，故培养基中菌落数较多；革兰阳性球菌分裂慢，分裂后常粘在一起，故菌落数低。尿液 pH 值对球菌生长影响较大，正常人尿 pH 值范围为 4.8～7.4，平均 6 左右，此种环境不利于葡萄球菌在膀胱内繁殖，而对大肠杆菌则影响不大。因此，清洁中段尿细菌定量培养的菌落数在球菌和杆菌有很大差别，菌落数在 10^5/毫升或以上诊断革兰阴性杆菌尿路感染的标准，但不适用于球菌。球菌菌落数超过 2 000/毫升即有诊断价值。

(8)其他因素，如尿路感染的排菌为间歇性；尿路感染细菌为厌氧菌属或 L 型细菌。

98. 尿涂片细菌检查有何诊断价值？

尿路感染时尿中含有大量细菌，尿液涂片镜检容易找到细菌。由于该方法简单，操作方便，设备简单，适用于基层医疗单位或大规模筛选检查。有较可靠的临床诊断意义。临床研究已证实，如尿含细菌量≥10^5/毫升，则 90%以上尿直接涂片染色镜检可找到细菌，极少假阳性，而且可用于使用抗生素治疗的病人。尿培养阴性，尿镜检仍有细菌，则尿含菌量常>10^5/毫升，极少假阳性。

99. 如何进行尿涂片细菌检查？

尿涂片细菌检查有以下方法：

(1)不沉淀尿涂片镜检细菌法:将未经离心沉淀的新鲜中段尿直接涂片,于显微镜下找细菌,可不染色或革兰染色后检查,检查 10 个视野,平均每个视野有一个细菌者为阳性。

(2)尿沉渣涂片镜检细菌法:革兰染色后或不染色检查。其阳性率分别为 86.9%和 91.7%。

100. 输尿管导管法有何重要性?

输尿管导管法是一种直接的定位方法。通过膀胱镜插入输尿管导管,收集输尿管导管尿进行培养。该方法不仅诊断准确性高,而且可以区分是哪一侧肾脏感染。其方法为:插入膀胱镜作导尿培养;然后通过膀胱镜用无菌水 1 升~2 升冲洗膀胱,把输尿管导管插到两侧输尿管口附近,收集冲洗液分别培养。再经输尿管导管插到肾盂分别收集两侧肾盂尿 3 次作培养。当肾盂尿培养菌落较膀胱冲洗液明显增高,且同侧尿菌为阳性,则该侧肾盂肾炎可确诊。若膀胱冲洗液培养无菌,而肾盂尿 3 次培养均阳性,即使菌落<200/毫升,亦有诊断意义。如果膀胱尿培养阳性,而肾盂尿 3 次培养均阴性,则可诊断为膀胱炎。

101. 冲洗膀胱培养法怎样进行?如何判断结果?

冲洗膀胱培养法也是一种直接的定位方法。该方法比较简便和准确,临床上较常用。其具体方法为:插入导尿管,排空尿液,并留取尿标本进行细菌定量培养(0 号标本)。然后经导尿管向膀胱内注入生理盐水 100 毫升,内含卡那霉素 1.0 克和 α-糜蛋白酶 10 毫克,停留 45 分钟后排空膀胱,继用 2 000 毫升无菌生理盐水冲洗膀胱,排空后收集最后数滴尿,进行细菌定量培养(1 号标本)。以后每隔 15 分钟收集尿一次作定量培养，共4次(分别为2、3、4、5号标本)。

结果判断：

(1)若0号标本细菌数≥10^5/毫升，表明当时存在真性菌尿。

(2)若膀胱灭菌后的全部标本都无菌，说明为下尿路感染。

(3)若2～5号尿标本含菌量≥10^5/毫升，而且超过1号尿标本所得结果10倍，则说明为上尿路感染。

102. 尿细菌定量培养有哪些方法？其临床意义如何？

尿细菌定量培养是确定有无尿路感染的重要指标。常用的尿细菌定量培养方法有以下几种：

(1)简易式稀释倾碟法：准备一个培养碟，取稀释100倍的尿液0.1毫升作倾碟法，培养24小时后作表面菌落计算，>100个者，即为≥10^5/毫升。如果2次中段尿培养均≥10^5/毫升，且为同一菌种，虽无尿路感染症状，都应诊断为尿路感染，其可靠性为96%。

(2)定量环划线法：方法简便，但定量环因经常冷却和加热，易致变形，使吸取的尿量可有50%的差异，因此可发生2%～10%的假阳性。

(3)玻片培养法：是一种半定量的培养方法。用两块载玻片，一块涂上一层普通琼脂培养基，另一块涂上能抑制革兰阳性球菌生长的伊红－美蓝培养基，接种时将涂有培养基的玻片端浸入新鲜清洁中段尿标本中，然后取出，滴干多余尿液后，培养24小时，计算菌落计数。如玻片上1平方厘米范围内菌落数>200个，则表示含菌量>10^5/毫升，30～200个为可疑，<30个为阴性。该方法使用两种培养基，故有助于区别球

菌感染还是杆菌感染，如两种培养基上细菌生长情况相同，则为杆菌感染；如仅琼脂培养基有细菌生长，则为球菌感染；如两种培养基菌落数相差大，而琼脂的菌落明显增多，菌落大小形态不一，则多为污染。

103. 诊断尿路感染的尿化学检查有哪些？

尿化学检查简便易行，有助于尿路感染的快速诊断，但阳性率低，故临床价值有限，不能代替尿细菌定量培养。主要方法有：

(1)硝酸盐还原试验：基本原理为大肠杆菌等革兰阴性细菌可使尿内的硝酸盐还原成亚硝酸盐。硝酸盐还原试验敏感率为 93%。

(2)氯化三苯基四氮唑试验：当尿中有脱氢作用之细菌时，加入氯化三苯基四氮唑试剂，在温箱内孵育 4 小时则细菌可将氯化三苯基四氮唑试剂还原，产生红色不可溶性沉淀。大肠杆菌、副大肠杆菌等革兰阴性杆菌所致的尿路感染常为阳性，而葡萄球菌、粪链球菌、变形杆菌、绿脓杆菌等尿路感染则为阴性。

(3)其他尿化学检查：尿 ATP 含量测定，认为尿 ATP>50 毫摩/升者可诊断为尿路感染；鲎珠试验对诊断革兰阴性菌引起的尿路感染是可靠的方法；白细胞酯酶浸试条法是一种快速而较准确的筛选方法。

104. 尿细菌学检查假阳性和假阴性常见于哪些原因？

尿细菌学检查的假阳性和假阴性对诊断尿路感染影响较大，故对尿细菌定量培养的结果判断，必须结合临床表现，有时须反复多次进行检查。临床常见尿细菌学检查假阳性结果的原因有：

(1) 中段尿收集不合标准，未进行消毒或清洁尿道口及其周围，尿液易被污染。

(2)尿标本在室温放置超过 1 小时才接种，时间过长细菌繁殖增多。

(3) 检验技术上的错误。

临床常见尿细菌学检查假阴性结果的原因有：

(1)近 2 周内曾使用过抗生素，尿菌往往受到抑制。作尿培养前至少 1 周内不应使用抗生素。

(2)收集中段尿时，局部消毒药污染了尿液。外阴不消毒对尿培养结果影响很大。消毒液过多而未冲洗干净，混入尿标本，则抑制细菌生长。

(3)膀胱内尿液停留时间过短，不够 6 小时。用晨尿标本或在膀胱内停留较长时间的尿标本作培养最好。肾内排菌可能数量不多，尤其是慢性病例。

(4)饮水太多，稀释了尿液(比重在 1.003 左右)，或尿液 pH 值＜5.0 或＞7.5，都不利于大肠杆菌生长。

(5)感染灶与尿路不相通，如血行性感染的早期或尿路梗阻时。

(6)尿路感染的排菌可能为间歇性，在间隙期收集的尿标本可为阴性。

(7)尿路感染的细菌为厌氧菌属，或为 L 型细菌感染。

105. 用免疫荧光技术检查尿沉渣中抗体包裹细菌有助于尿路感染的定位诊断吗？

免疫荧光技术检查尿沉渣中抗体包裹细菌(ACB)是目前最佳的间接定位方法，如果肾盂肾炎是肾实质感染，机体可产生抗体将致病菌包裹，用免疫荧光技术检查尿沉渣中抗体包裹细菌为阳性反应。而膀胱炎为粘膜浅表感染，故细菌无抗体包裹。目前认为免疫荧光技术检查尿沉渣中抗体包裹细菌检查方法简便、迅速、无损伤性，值得临床推荐。

106. 免疫荧光技术检查尿沉渣抗体包裹细菌假阴性和假阳性的原因有哪些？

虽然免疫荧光技术检查尿沉渣中抗体包裹细菌检查被认为是最佳的间接定位方法，但亦有假阳性和假阴性。假阳性见于：①细菌性前列腺炎，部分患者可有免疫荧光技术检查尿沉渣中抗体包裹细菌阳性。②尿标本被白带或大便污染。③严重出血性膀胱炎。假阴性可见于：①肾盂肾炎初期，抗体未生成，免疫荧光技术检查尿沉渣中抗体包裹细菌可阴性。②小儿患者的试验结果不可靠，其原因不明。

107. 检查尿酶有助于尿路感染的定位诊断吗？

肾脏受损伤时血液及肾组织中的某些酶可从尿中排出，使尿酶含量增高。可以根据检测尿酶含量来帮助尿路感染的定位诊断。如急性和慢性肾盂肾炎患者尿γ－谷氨酰转换酶/肌酐比率增高，而下尿路感染的患者这一比率正常。在下尿路感染和急、慢性肾盂肾炎病程中，早期测定尿γ－谷氨酰转换酶活性，可提供肾实质是否受累的证据。又如尿β葡萄糖苷酸酶活性可作为肾盂肾炎有无活动性的依据之一。但是，应该强调，肾实质、肾小管上皮、泌尿生殖道的毒性损伤或肿瘤等，均可使尿酶活性增高，临床上应加以鉴别。

108. 肾盂肾炎时有哪些尿酶增高？

正常尿中含酶量极少，肾脏疾患时血液中以及肾组织中的某些酶可在尿中出现，从而使尿酶含量发生改变。尿酶有几十种，认为对肾盂肾炎诊断有价值的尿酶有γ－谷氨酰转换酶、β葡萄糖苷酸酶、亮氨酸氨基肽酶及尿溶菌酶等。

109. 如何确定乳糜尿？

尿中含有乳糜液称为乳糜尿。乳糜尿呈乳白色、乳酪样或稍混浊，其色泽及混浊程度随乳糜含量而异。如混有血液，则呈粉红色，为乳糜血尿；如合并泌尿生殖系感染，可混有脓尿，为乳糜脓尿。

乳糜尿因含有纤维蛋白原，故易凝成白色透明胶状凝块（乳糜胨）。尿静置后可分三层，上层为脂肪；中层为乳白色或色泽较清的液体，常有小凝块混悬于其中；下层为红色或粉红色的沉淀物，内含有红、白细胞，上皮细胞等。

实验室检查，加乙醚于尿标本中，用力震摇，如尿由混浊转清，即为乳糜尿阳性。取乙醚层置于蒸发皿内隔水蒸干，如见有油状残渣，手触之有油腻感，表示有脂肪。

110. 诊断乳糜尿应与哪些情况相鉴别？

诊断乳糜尿应与以下情况相区别：

(1)脂尿：血浆中的脂质可从肾小球中滤出，但几乎全部被肾小管重吸收，所以正常尿中不含脂质，若尿中含有较多脂质时，则称为脂尿，属病态。引起脂尿的原因有：①高脂血症：脂质从肾小球滤出过多，超过肾小管重吸收的能力而溢至尿中，脂肪成分与血浆相似，包括胆固醇、三酰甘油（甘油三酯）、磷脂等。临床常见于各种原因引起的肾病综合征，脂质代谢障碍性高脂血症等。②脱落的肾小管上皮细胞、肿瘤细胞以及渗出的白细胞发生脂肪变性，随尿排出而引起脂尿。临床上可见于各种肾小管退行性变，包括磷、砷、一氧化碳中毒以及泌尿系统肿瘤。尿中的脂质可以小滴形状游离存在，使尿混浊，甚至呈乳白色；若尿中脂质不多，亦可浮游于表面或粘附于管型上，而不引起尿色改变。

(2)脓尿：脓尿可使尿混浊，甚至呈乳白色，镜检可见大量脓细胞。

(3)磷酸盐尿：磷酸盐排出体外后，经冷却可析出过饱和的磷酸盐，而使尿混浊。加热或加醋酸后即转清，镜下可见大量磷酸盐结晶。

111. 进行尿支原体培养时应注意哪些问题？

(1)应取新鲜清洁中段尿液，接种于支原体培养基，在适宜的培养条件下，支原体易被分离。

(2)有的支原体(如T株支原体)菌落很小，肉眼很难看到，需用显微镜放大才能观察到。

(3)当发现菌落生长时，应作同型特异性抗体抑制试验，以作支原体的分型(因支原体在培养基内，可被同型特异抗体抑制，影响繁殖，这一特性可作为支原体分型用)。

112. 血清学诊断支原体感染有意义吗？

血清学诊断支原体感染是一种可靠的方法。用支原体制成抗原，与患者的血清作补体结合试验，在疾病后期的血清补体结合抗体滴度比初期升高4倍或以上，有诊断意义。

113. 检查淋球菌有哪些方法?

(1)显微镜检查:可以迅速作出诊断。取分泌物涂片,革兰染色镜检,如发现多数多形核白细胞,白细胞内有大量革兰阴性肾形的双球菌,并伴有少数细胞外双球菌,就有诊断意义。

(2)免疫荧光染色:取患者分泌物立即行免疫荧光染色找抗原。阳性者可诊断。

(3)培养:分泌物涂片未能肯定的淋球菌感染,全身播散性和无症状的淋球菌感染,以及直肠、口腔感染时,均应进行淋球菌培养加药敏试验。

(4)氧化酶试验和糖发酵试验:氧化酶试验是在培养基中生长24～48小时的淋球菌菌落上加氧化酶试剂,淋球菌菌落变成紫红色乃至黑色;糖发酵试验是在培养基中加糖类和指示剂,淋球菌分解葡萄糖,使培养基pH值降低,而指示剂颜色改变。

114. 确诊衣原体尿路感染应做哪些实验室检查?

确诊衣原体尿路感染靠病原学检查。沙眼衣原体培养需特殊实验条件,难广泛应用。目前多用特异性单克隆抗体染色分泌物涂片,用免疫荧光或免疫酶标技术检查,其阳性率达90%以上。

115. 如何判断尿路念珠菌感染?

由于外阴部常有念珠菌滋生,故念珠菌尿不能作为尿路念珠菌病的诊断依据。一般认为,判断念珠菌感染的界限是:①清洁中段尿定量培养念珠菌菌落数≥10^5～15^5/毫升。②未经离心沉淀的导尿标本镜检,平均有1～3个真菌/高倍视野。

116. 尿检查对肾结核诊断有决定性意义吗？

尿检查对肾结核诊断有决定性意义。尿一般呈酸性反应，这是肾结核的特点，但必须是新鲜排出的尿，如果尿存放过久，则往往由于尿素分解而使尿转为碱性。尿常规检查有蛋白、白细胞、红细胞。有50%～70%的病例尿沉渣涂片可查出结核菌，清晨第一次尿的检查阳性率最高，与24小时尿检查结核杆菌结果相似。作结核杆菌培养和豚鼠接种，阳性率更高，可达90%。尿结核杆菌检查是诊断肾结核的关键。应注意连续3次检查尿，因为肾结核的结核杆菌常间断、少量排出，仅一次尿检查结果不可靠。患者使用抗结核药物后常常会影响尿检阳性率。

117. 尿直接涂片有抗酸杆菌就一定是肾结核吗？

尿直接涂片发现抗酸杆菌不能盲目诊断肾结核。因为有些杆菌（如耻垢杆菌、枯草杆菌、草分枝杆菌等）也是抗酸杆菌，故尿中抗酸杆菌的阳性不等于就是结核菌。在收集尿液时，必须防止污染，在男性排尿前应清除包皮垢，女性应清洗会阴后排尿或导尿。如检查与临床不符时，应重复检查并作结核杆菌培养或动物接种。

118. 肾活检对尿路感染有诊断价值吗？

肾活体组织检查（简称肾活检）是获取肾脏病理标本的重要手段之一，对明确诊断、指导治疗或判断预后有重要价值。但当估计肾穿刺的危险性大于它的可能收益时则应禁忌穿刺。活动性肾盂肾炎、肾结核、肾盂积水或积脓、肾脓肿、肾周围脓肿是禁忌证。

119. 对于尿路感染患者进行尿路 X 线平片检查的目的是什么？

尿路 X 线检查的主要目的是了解尿路情况，及时发现引起尿路感染反复发作的不利因素如结石、梗阻、反流、畸形等。男性尿路感染患者无论是初发还是复发，均应进行尿路 X 线检查，以除外尿路解剖和功能上的异常。因有些因素经适当的内科或外科处理就可以纠正。女性患者首次发作的急性尿路感染，一般不需要进行尿路 X 线检查；对于再发性尿路感染，或急性尿路感染经 7～10 日抗生素治疗无效者应作尿路 X 线检查。

尿路 X 线检查项目包括腹部 X 线平片，静脉肾盂造影，排尿期膀胱输尿管反流造影及逆行肾盂造影。

120. 如何进行尿路 X 线平片检查？

尿路 X 线平片是 X 线检查的主要方法，也是各种尿路 X 线造影之前必不可少的重要步骤，没有阅读腹部平片而作出的关于肾脏的各种 X 线造影的诊断常会导致错误的结论。

在作尿路 X 线平片前，患者必须有良好的准备，以提高照片质量。在检查前一日晚服植物性泻剂，以清除肠内粪便及气体，一般可服蓖麻油，成人量 20 毫升～30 毫升，或 50%硫酸镁 20 毫升～30 毫升，或服中药番泻叶 10 克，用开水冲泡，连饮 2 杯。一般不主张用灌肠法，以免液体过多。检查当日早晨禁食并停服任何药物。照片前应排尿，并先检查腹部，如肠道内积气较多不能排出，则应推迟检查，让患者散步可帮助排气。另外，检查前 3 天不食用产气食物如豆类、牛奶等，可以减少肠道内积气。

121. 常规静脉尿路造影有哪些适应证?

(1)临床上怀疑有肾、输尿管、膀胱病变时,或有不能解释的泌尿系统症状,均可作静脉尿路造影,以便发现或除外泌尿系统疾病。

(2)泌尿系统疾患临床或实验室检查有异常改变,需造影作明确诊断者。

(3)对所有腹部或后腹膜肿瘤患者,均应作静脉尿路造影。

(4)某些疾病可能伴有泌尿系统病变者,如盆腔妇科疾患、痛风、糖尿病、高钙血症等系统性疾病。

122. 常规静脉尿路造影有哪些禁忌证?

(1) 对碘过敏的患者。

(2) 有过敏史或过敏体质(如哮喘、荨麻疹)者。

(3) 患有多发性骨髓瘤者,多发性骨髓瘤患者作静脉尿路造影时可能发生尿闭,这是由于本-周氏蛋白与造影剂接触后,可在肾小管内引起沉淀,特别在少尿患者中易见到。

(4) 严重的心力衰竭患者,因为静脉注射高张性药物或大量的钠盐,可使循环系统负荷加重,加剧心力衰竭。此外,心力衰竭时肾血流量减少对显影不利,故在此时一般不作此项检查。

(5) 严重的肝及肾同时功能不全患者,因为注射到体内的造影剂由肾、肝、小肠排出体外,当有严重肾和肝功能不全时造影剂排出发生障碍,有一定的危险。

(6) 妊娠期妇女不作静脉泌尿系统造影,因为在妊娠早期,X 线照射胎儿可引起畸形或发育障碍。另外,在妊娠期肾盂、肾盏、输尿管常有不同程度的扩张，影响结果判断。

（7）嗜铬细胞瘤患者做静脉泌尿系统造影可导致严重高血压的恶性发作，如一定需要作此项检查时，必须作好急救准备。

（8）一切原因引起的恶病质均不能作此项检查。

123. 常规静脉肾盂造影前应做哪些准备？

（1）检查前晚服缓泻剂。

（2）造影前应禁食、禁水，并嘱患者排解大小便。

（3）注射造影剂前先作碘过敏试验，其方法是先在静脉内注射 1 毫升同样的造影剂，观察 15 分钟，若发现血管神经性水肿、荨麻疹、恶心、呕吐、血压降低、晕厥等现象，即属碘变态反应，应给予抗组胺药物，严重者准备抢救，以免发生休克、呼吸心跳停止等危险。

124. 什么是肾实质厚度体层造影？

采用快速、大剂量造影剂注射伴以断层摄片，可观察到腹主动脉、肾皮质、肾髓质、肾窦的显影情况。为了使肾实质在一短时间内含有较多量的造影剂，造影剂可采用快速注射法或静脉滴注法给予。剂量应为每千克体重 1 毫升 60%泛影葡胺，要求造影前 48 小时禁用一切利尿剂。快速静脉注射造影剂完毕立即照相。

125. 肾实质厚度体层造影适用于哪些情况？

（1）了解肾实质的结构，在正常情况下，造影剂在肾实质内分布均匀，表现为一致的密度增高。如有局部的密度降低现象，则表明肾实质内有局部的“无功能区”或病变存在；反之，如局部密度增高，则表明肾实质内有血管丰富的占位病变存在。

(2)观察肾脏外形有无异常，如慢性肾盂肾炎肾实质有瘢痕牵拉变形或有隆起于肾轮廓以外的占位病变存在。也可区分正常变异与肾肿瘤病变。

(3)鉴别肾肿瘤是囊性还是实质性。囊肿为实质占位病变，其中无造影剂，为一境界光滑的圆形或椭圆形的透明阴影；实性肿瘤则可见造影剂进入其中，呈境界模糊不规则的密度增高影像。

(4)用于常规静脉泌尿系统造影不显影或显影不清时，此时进行肾实质厚度体层造影常常可发现显影不良的原因。

126. 如何进行大剂量静脉滴注泌尿系造影？

多在常规静脉泌尿系统造影显影不满意时采用。此方法所用造影剂的剂量为50％泛影钠或60％的泛影葡胺，每千克体重1.5毫升～2毫升，加入等量的5％葡萄糖溶液中静脉滴注，在5分钟内滴注完。在全部滴注完后每隔10分钟照一张照片，约照3～4张即够。遇有严重肾功能衰竭或肾盂积水时，可延时照相。患者造影前不必禁水，造影时腹部也不必加压。

127. 大剂量静脉滴注泌尿系造影适用于哪些情况？

(1)肾功能衰竭的患者，当血尿素氮高于17.9毫摩/升(50毫克/分升)时，即使血尿素氮在35.7毫摩/升(100毫克/分升)以上，也可显影。用此方法可观察肾脏的大小、外形及有无阻塞存在，并可区分严重肾实质疾患或阻塞性病变。

(2)可观察输尿管的全程。

(3)用于常规静脉泌尿系统造影未能显影者。

大剂量静脉滴注泌尿系造影剂可引起急性肾小管坏死，故应严格掌握使用，并在注射造影剂前后给予充分补液。

128. 什么是逆行肾盂造影？

逆行肾盂造影是通过膀胱镜插入导管至两侧输尿管，再经导管注入造影剂以显示肾盂、肾盏及输尿管。造影剂用12.5%的无机碘化钠溶液或30%的有机碘化物泛影葡胺。每侧输尿管内可注入7毫升～10毫升造影剂，注射压力不可过高，以免发生损伤或逆流现象。

129. 逆行肾盂造影有哪些适应证和禁忌证？

(1)适应证

① 常规静脉泌尿系统造影观察不满意或疑有问题，需进一步检查者。

② 须详细观察肾盂、肾盏、输尿管的解剖形态者。

③ 确定血尿患者肾盂、肾盏、输尿管内有无占位性病变。

④了解泌尿系统X线平片上观察到的腹部致密钙化阴影与尿路的关系。

⑤ 对有机碘造影剂过敏的患者，可用无机碘做逆行尿路造影。

(2)禁忌证：严重心血管疾患、慢性肾功能衰竭、尿闭、严重的膀胱感染、膀胱结核、尿道狭窄、尿道瘘道、尿道外伤及尿道感染时，均不宜作逆行泌尿系统造影。

130. 排尿性膀胱尿道造影有何临床意义？

当临床上怀疑有膀胱输尿管反流性肾病时，可作排尿性膀胱尿道造影。方法：让患者排尿，使膀胱内不滞留尿液，然后让膀胱充盈造影剂,令患者排尿时摄影,照片应包括双肾及膀胱。有反流性肾病时,可见造影剂逆行向上充盈输尿管,甚至达肾盂及肾盏。

排尿性膀胱尿路造影:是诊断膀胱输尿管反流的重要手段,其对膀胱输尿管反流的诊断率高,尤其在低反流的病人。是膀胱输尿管反流的检测及分级的金指标。国际反流研究委员会提议膀胱输尿管反流分级标准:详见第 245 问。

131. 反流性肾病静脉肾盂造影有何特点?

反流性肾病的静脉肾盂造影影像有两种表现:

(1)肾盏呈杵状,皮质萎缩及对应的全层局部瘢痕为反流性肾病的最常见表现。

(2)偶可出现与梗阻后萎缩相似的反流性肾病,即肾实质普遍变薄及复合乳头改变。

132. 肾结核在 X 线平片及肾盂造影有哪些改变?

X 线平片对诊断肾结核价值较小,在 X 线平片上可见钙化阴影者仅占 8.4%。全肾广泛钙化时,一般可诊断为肾结核,局限的钙化灶应与结石或肿瘤钙化相鉴别。肾结核在泌尿系平片上有时可见到肾蒂结核、淋巴结钙化或腹腔内钙化淋巴结的阴影。

肾盂造影在肾实质有明显破坏时才出现改变,早期肾乳头坏死表现为肾盏阴影边缘不光滑,如虫蛀状,肾盏失去杯形,严重时形成空洞,局限的结核性脓肿亦可使肾盏、肾盂变形或出现压迹。当全肾广泛破坏时,排泄性泌尿系造影可表现为“无功能”,不能显示典型的结核性破坏病变。

输尿管结核溃疡和狭窄,在造影片上表现为输尿管僵直、虫蛀样边缘、管腔狭窄，有时可见输尿管钙化阴影。

133. 肾结核应作哪些X线检查？

(1)泌尿系X线平片。

(2)泌尿系造影。

(3)腹部CT片可以显示肾、输尿管、膀胱全部泌尿器官的病变，有人认为CT检查可以代替肾盂造影检查。

(4)膀胱造影检查可了解膀胱的伸缩状态，输尿管有无逆流现象，有无必要作肾盂造影检查，可供诊断和预后的参考。

134. 电子计算机X线体层检查(CT)对尿路感染的诊断有意义吗？

CT检查对尿路感染没有确定的诊断价值。肾脏疾病CT检查适于以下情况：

(1)对肾及肾区肿块的定位定性诊断，如肾囊肿、各种肾脏原发肿瘤、肾脏炎性包块等。

(2)对肾脏肿瘤的性质作出诊断或提供诊断的可能性，对一些疾患可作出术前的分期，有利于制订治疗方案和判断预后。

(3)对静脉尿路造影及B型超声检查后，仍不能明确性质的肾脏病变，可进一步作CT扫描，探讨性质。

(4)对肾的创伤分类、分级，对同时存在的其他脏器创伤也可以同时发现。

135. 读尿路X线片应注意哪些问题？

看尿路X线片时，首先应注意观察双肾，其次沿输尿管部位下行至膀胱区。不仅要观察尿路本身，还要注意其周围组织，如腰大肌、肋骨、脊柱、骨盆，以及有无异常的钙化或软组织肿块阴影。

(1)肾影。读片时应注意肾区有无致密阴影，以发现含钙的结石或肿瘤的钙化等。同时应注意肾大小、形态和位置的异常。肾萎缩或发育不全时，肾影变小。肾盂积水或肿瘤时，肾脏可以增大，并可变形。位置过高、过低、移位等，都可能是病理现象。

(2)肾盂。观察肾盂肾盏时，应注意其中有无充盈缺损，肿瘤、血块、结石等可表现为缺损。要注意有无压迫、移位、拉长变细等变化，肾或肾周围的肿瘤、囊肿均可引起此类变化。肾盂、肾盏可由于侵蚀破坏而边缘不整，或形成空洞、瘘道等病变，常见于结核、肿瘤等疾患。若静脉尿路造影时肾盂、肾盏显影不佳或不显影，说明肾功能受损。若肾小盏顶端杯口变平或呈杵状，肾盂、肾盏扩张，则为尿路阻塞、肾盂积水的表现，此时显影延迟。

(3)输尿管。要注意有无移位、压迫、充盈缺损或致密阴影，这些变化可由外部肿块、内部肿瘤、结石等引起。

(4)应注意有无肾盂反流。造影剂自肾盂反流至肾盏周围，呈角状、块状或多形带状阴影。

(5)注意肾血管有无畸形、狭窄、阻塞、缺如、侧支循环、分布异常等。

(6)应注意观察腰大肌影是否对称，脊柱椎体有无病变，骨盆骨质有无破坏。这些部位的异常改变，常常能帮助诊断肾脏本身病变的性质，例如肾结核、肾肿瘤等。

136. 肾脏的超声检查对尿路感染有何价值？

肾脏本身的解剖结构，形成了很好的声学界面，构成肾脏固有的超声形态，是超声检查显示较好的脏器之一。超声检查不仅能显示肾脏的位置、大小、形态和内部结构，还可以观察肾脏及其周围的各种病变。超声检查无痛苦，无创伤，简便快捷，不受肾功能影响，可重复性强，是比较理想的检查方法。

超声检查对鉴别复杂性与非复杂性肾盂肾炎有一定价值。

137. 肾结核超声检查有哪些改变？

肾结核声像图变化多样。

(1)早期：肾形态、大小无明显改变。肾实质局部有肿块样弱回声区，边界模糊，酷似肾肿瘤，确定诊断困难。

(2)中期：肾体积增大，肾实质破坏多在上、下极。出现干酪样坏死，空洞纤维化及钙化等。超声可发现多种异常回声。肾脏形态失常，肾实质和肾盏界限不清。在低回声区中伴有强回声团块，中央有时表现为小片低回声区，代表结核空洞。有时几个病灶彼此融合成干酪样脓肿。

(3)晚期：结核病灶侵及肾盏、肾盂、输尿管及膀胱。肾脏形态失常，体积朝缩小方向发展，超声表现除肾实质改变外，肾盂、肾盏扩张。在不规则无回声区中伴低回声光点(肾积脓)。扩张的肾盂壁不光滑，有时可见片状强回声。输尿管粗细不均，管壁增厚，壁不光滑，扩张的输尿管内也可见低回声光点，有的呈节段性狭窄。

138. 肾盂积水B超检查可有哪些发现？

肾盂积水类型可因阻塞的水平、时间、部位及肾脏的其他改变而不同。

(1)轻度积水：肾外形和肾实质无明显改变，肾窦出现窄带状或扁卵圆形无回声区，最大厚度大于1厘米。冠状断面见肾盂较正常饱满，肾盏包括小盏轻度扩张呈无回声区。

(2)中度积水：冠状断面肾盂呈典型手套状或烟斗状无回声区，肾盂、肾盏有显著扩张，最大无回声区3厘米～5厘米，肾体积轻度增大或增大不明显。

(3)重度积水：肾窦被扩大的无回声区所代替，周边呈花边状，有的断面呈多房状，肾实质受压变薄，肾体积明显增大，外形受压变形，合并输尿管积水时，肾盂与输尿管积水的无回声区相连。

139. 超声波检查对反流性肾病有诊断价值吗？

B超作为无创性检查，安全、可靠，有较好的特异性。B超检测反流性肾病是一种较新的方法，与排尿期膀胱尿路造影之间有良好的一致性，广泛应用于儿童，成人尚未见报道。近年来有报道，使用彩色多普勒检查输尿管开口位置，用以作为儿童尿路感染合并膀胱输尿管反流的筛选试验。

140. 肾脏核素检查对诊断尿路感染有何意义？

放射性核素检查法对于肾脏疾病的临床诊断具有一定价值。主要用于分别测定两肾的功能状态，总有效肾血浆流量，肾小球滤过率，膀胱输尿管反流与膀胱残余尿量。由于核素肾显影技术能反映尿流过程的异常，故可用于协助诊断尿路感染。

肾脏核素检查具有方法简便，使用安全，易于随访观察等优点，受肾功能状态的影响较小。但是，有些方法存在着敏感性和特异性不强的问题，来自探测仪器、放射性药物、操作技术、数据处理等方面的因素可直接影响检测结果。因此，分析各种检测结果须密切结合临床。

141. 尿路梗阻时肾图检查有何特点？

肾图诊断尿路梗阻是一种可靠、简便，而且检出率较高的方法，一般诊断符合率达80%～90%。肾图估计尿路梗阻时肾功能受损的程度比静脉肾盂造影灵敏。在治疗前后，作肾图定期观察尿路通畅情况，对于判断疗效和掌握病情的发展很有帮助。

142. 尿路梗阻时肾动态显像有何改变？

肾动态显像的结果受尿路梗阻的原因、部位以及肾功能状态等因素影响。急性尿路梗阻时，肾功能损害较轻，病侧肾显像大致正常或稍慢，肾影消退时间明显延长。如果梗阻位于上输尿管，显像剂在梗阻近端的输尿管内和肾盂潴留，使肾盂持续浓影，沿近端输尿管可见呈带状浓影。慢性尿路梗阻易产生梗阻性肾病，肾功能损害明显，若合并有肾盂积水，则病肾早期显影缓慢，体积增大，肾门区放射性稀疏甚至缺如；后期影像中，肾门区出现放射性浓密征象，且消退延迟，有时可见输尿管影。下尿路梗阻引起两侧肾盂和输尿管内放射性潴留的征象，若已产生梗阻性肾病，则两肾显影延迟且消退缓慢。

143. 尿路感染时肾图检查有何改变？

尿路感染患者的肾图检查正常或仅有c段痉挛波，提示感染部位在肾以下，或在肾内而病损较轻。肾图异常则提示病损在肾内，而且可提供病损程度及哪一侧损伤较显著等信息。

急性和慢性肾盂肾炎的病理变化多样，有肾实质功能受损、缺血、瘢痕形成、肾萎缩、肾盏局部梗阻、肾盂张力下降、尿路激惹等。病变可以是双侧性的，也可为单侧。因此，肾图和肾显像也呈多样化异常表现，异常率明显多于静脉肾盂造影和超声检查。

对于反复尿路感染，特别是小儿，肾图、肾显像和膀胱输尿管尿反流检查有助于了解有无泌尿系畸形、梗阻或尿反流等发病因素存在。直接核素法测定尿反流与传统的X线方法的结果基本一致，只是核素法可能会漏诊一些临床意义不大的输尿管下端反流，X线法则可漏诊一部分明显的上尿路反流。核素法性腺吸收剂量大大低于X线法，更为安全，缺点是解剖结构，如膀胱憩室、小梁和男性尿道异常等不能如X线法显示清楚，如两种方法同时进行可互补。间接核素法简便，有很高的阳性率，但可能漏诊膀胱明显充盈时才发生尿反流者，而且不能了解反流时膀胱容积和压力，而这一点在观察病情变化和判断疗效时很重要。

144. 膀胱显像对诊断膀胱输尿管反流有价值吗？

膀胱显像对诊断膀胱输尿管反流有一定价值。膀胱显像有两种方法，直接法和间接法。

(1)直接法的优点：①较X线膀胱造影法灵敏。②一次检查对膀胱和性器官的剂量仅为同类X线检查的百分之一，便于复查。③时间短，小儿易于耐受。④结果不受肾功能和肾积水的影响。其缺点是需要膀胱插管，同时要注意导尿管周围溢尿造成污染。

(2)间接法的优点是不用膀胱内插管。缺点：①检查时憋尿时间较长，小儿不易做到。②不适合肾功能不全和肾积水患者。③对尿反流量较小的患者易漏诊。

145. 同位素检查反流性肾病有几种方法？各有何特点？

同位素检查反流性肾病的方法有：

(1)直接法(导尿管膀胱造影)：其检测膀胱输尿管反流的敏感性更强，可用于膀胱输尿管反流的分级。

(2)间接法(静脉注射膀胱造影)：其优点：①符合机体生理状态及正常的排尿机制。②不需插导尿管。③同时可获解剖及功能情况。④对尿路感染急性期的膀胱输尿管反流诊断有重要意义。其缺点：①需要病人合作，故在小儿难以进行此项检查。②只对高压性反流检出率高。③检查时间长。④肾功能不全时干扰检查结果。

146. 同位素检查对肾结核诊断有何帮助？

核素肾扫描可了解肾实质病变和肾功能，有助于评估治疗效果和判断肾脏功能。肾图检查对轻度病变，显示供血不足曲线或排泄延长曲线，严重破坏则显示无功能的水平线，对肾盂积水则显示梗阻积液曲线。

147. 膀胱显像检查有哪些适应证？

膀胱显像检查适用于以下情况：

(1)反复尿路感染的原因探讨。

(2)下尿路梗阻和神经源性膀胱患者，观察有无尿反流存在及其程度。

(3)尿反流疗效观察。

(4)膀胱残余尿量测定。

148. 膀胱镜检查在诊断尿路感染中有何价值？

膀胱镜检查可以观察输尿管开口位置、形态及活动度，膀胱粘膜下输尿管的长度，还能发现输尿管周围的憩室，输尿管扩张等。但须结合临床表现及 X 线检查才能对膀胱输尿管反流的诊断作出正确的判断。对膀胱输尿管反流已消失，而静脉肾盂造影发现肾瘢痕者，如膀胱镜检查时观察到输尿管口的形态及位置改变，对反流性肾病的诊断有帮助。

肾结核早期可见粘膜充血水肿、浅黄色粟粒样结核结节，以三角区及两侧输尿管口为著；后期见结核溃疡、肉芽肿及瘢痕形成。膀胱镜检查充水时易出血，溃疡处肉芽组织可误诊为肿瘤，须靠活组织检查进一步确诊。膀胱镜检查时，可向双侧输尿管插入导管直接引流两侧肾盂尿进行检查，包括尿常规、尿细菌培养和尿结核杆菌检查。并可测定两侧肾酚红排泄时间。逆行注入造影剂可获得清晰的肾盂、输尿管影像。当膀胱容积小于 100 毫升时，膀胱镜检查不满意，容积小于 50 毫升时已不能进行膀胱镜检查。

149. 磁共振成像检查对尿路感染的诊断有价值吗？

磁共振成像(MRI)是一种非辐射性成像仪器，它通过电子计算机取得信号而作人体组织的多轴方向的断层检查，不似 CT 只能作横断面扫描。因 MRI 可展示肾脏多种层面的图像，即横断面、矢状面或冠状面图像等，其显示肾脏结构更为清楚。正常人肾脏的皮质与髓质分界清楚，在肾脏病变时，皮质与髓质分界现象消失。

MRI 可以非常清楚地显示肾实质肿块，对肾细胞癌的手术前分期有一定的价值，因其可清楚显示周围的血管与淋巴结的转移。依靠肾皮质与髓质分界的程度，不能区分肾盂肾炎、急性肾小管酸中毒、药物中毒(因为它们之间相互重叠，彼此混淆)等感染。

三、尿路感染的诊断

150. 尿路感染有哪些排尿异常表现？

(1)尿频、尿急、尿痛：尿路感染时由于炎症刺激，患者常常表现尿频、尿急、尿痛和尿不尽，这些症状常常并存，是膀胱、尿道、前列腺炎症的特征性表现。尿频是指排尿次数增加(正常成人白天排尿4～6次，夜间排尿0～2次)。尿急是指一有尿意即要排尿，常常出现尿失禁。尿痛是由于排尿时病损部受刺激产生疼痛或烧灼感。

(2)尿潴留：尿潴留是由于排尿障碍导致尿液停留于膀胱内，易合并尿路感染。引起尿潴留的病因有：①局部因素：如尿道炎症、外伤、结石和异物均可引起尿道部分阻塞或完全阻塞。前列腺肥大及肿瘤亦可引起尿潴留。膀胱肿瘤、结石及瘢痕等可使尿道内口狭窄，导致尿潴留。②神经因素：正常的排尿活动是在中枢神经控制下，由有关排尿的神经和肌肉协调作用而进行。无论上运动神经元或下运动神经元病变都会引起排尿功能障碍，称神经源性膀胱。

(3)尿失禁：尿失禁是指尿液不自主地从尿道流出。正常情况下靠膀胱逼尿肌与膀胱括约肌之间张力平衡来维持膀胱有节制的排尿功能，一旦某种原因打破这种平衡，将导致尿失禁。

151. 尿路感染患者会腰痛吗？腰痛应考虑哪些疾病？

尿路感染在临床上分为膀胱炎和肾盂肾炎，即下尿路感染和上尿路感染。下尿路感染多由于上行感染所致，病变在膀胱，同时伴有急性尿道炎，其典型的临床表现是尿频、尿急、尿痛及混浊尿，无腰痛症状。肾盂肾炎病变在肾脏，除尿路刺激症状外还伴有局部体征，如一侧或两侧肾区疼痛，脊肋区有叩击痛及压痛，季肋点、上输尿管点、中输尿管点均有压痛。

腰痛应考虑以下疾病：

(1)肾绞痛：肾绞痛是由输尿管内结石、血块或坏死组织阻塞所致。疼痛发作突然，常常向下腹、外阴及大腿内侧等部位放射，呈间歇性剧烈绞痛。疼痛发作时伴恶心、呕吐、面色苍白、大汗淋漓，并伴有肉眼血尿或镜下血尿。一旦阻塞解除，疼痛即缓解。腹部X线平片可发现不透X光阳性结石，尿路造影及B型超声波检查对透光结石的诊断有很大帮助。

(2)肾周围脓肿：肾周围脓肿腰痛明显，伴有畏寒、高热等全身中毒症状。检查可见患侧腰部肌肉紧张，局部有压痛、叩痛。实验室检查外周血白细胞增多并核左移。腹部X线平片示肾外形不清，腰大肌阴影消失。B型超声波检查发现肾周暗区。

(3)急性肾盂肾炎：急性肾盂肾炎时可出现肾区钝痛及胀痛，伴有尿路刺激症状，畏寒、高热，患侧肾区叩痛。实验室检查可见尿白细胞增多，细菌培养阳性。

(4)肾梗塞：肾梗塞为突发患侧腰部剧痛，血尿，伴恶心、呕吐及发热。检查可见病侧肾区叩痛。实验室检查可见外周血白细胞增多，血清谷草转氨酶升高，尿乳酸脱氢酶升高。放射性核素γ肾血管造影对诊断有帮助。

(5)腰痛血尿综合征：腰痛血尿综合征多见于青年女性，有服用含雌激素避孕药史。腰痛为一侧或两侧，伴肉眼血尿或镜下血尿，部分病人尿痛、低热。停药后症状可减轻或消失。

(6)IgA 肾病：IgA 肾病是一种肾小球疾病，其常见的临床表现之一是在上呼吸道感染(扁桃体炎)、急性胃肠炎、骨髓炎、腹膜炎、带状疱疹等感染后，出现发作性肉眼血尿，可伴有肌肉痛、尿痛及腰背痛、低热。尿中红细胞形态以变形性为主，提示为肾小球源性血尿。

152. 什么是尿频？产生尿频的原因有哪些？

正常成人日间平均排尿 4～6 次，夜间就寝后 0～2 次。如果在单位时间内排尿次数明显超过正常范围，则称为尿频。尿频需与多尿相鉴别，尿频是排尿次数增多而每次尿量不多，常伴有尿急、尿痛等症状；多尿是排尿次数及总尿量均增多，无(或)有尿急、尿痛等症状。多尿常见于糖尿病、尿崩症等。

尿频可分为生理性与病理性。如饮水过多、精神紧张或气候改变所致的尿频，属于生理性；如因泌尿生殖系病变或其他原因所致的尿频，则属于病理性。病理性尿频的病因很多，分以下几类：

(1)泌尿系统疾病：肾盂肾炎、肾积脓、肾结核，以及膀胱、尿道疾病，如：①炎症：如感染性炎症(膀胱炎、尿道炎、前列腺炎、尿道旁腺炎、尿道憩室炎、龟头炎)或非感染性炎症，如间质性膀胱炎、放射性膀胱炎、化学性膀胱炎等。②泌尿系结石：膀胱结石、尿道结石、输尿管结石等。③肿瘤：膀胱、尿道、前列腺肿瘤等。④异物：膀胱或尿道内异物。⑤其他：如膀胱瘘、瘢痕收缩、尿道口肉阜、尿道口过小、包茎、尿成分异常(浓缩尿、高酸性尿、高磷酸盐尿、高草酸盐尿等)。

（2）膀胱、尿道邻近器官疾病：如子宫、卵巢、输卵管、结肠、直肠或阑尾的炎症、脓肿、肿瘤等，妊娠子宫压迫（在早期或分娩前）。

（3）精神神经系统疾病：如癔病及神经源性膀胱等。

153. 尿急是怎样产生的？

尿急是指尿意一来即迫不及待须立即排尿的症状。尿急常常伴有尿频。尿急伴有尿痛者多由于膀胱三角区、后尿道、前列腺等部位急性炎症，或膀胱容量显著缩小所致；但是，有时也可因尿液成分明显改变，或因脓尿、结石或异物等刺激膀胱所致。尿急不伴有尿痛者常常与精神因素有关。

154. 尿痛常见于哪些疾病？

尿痛指排尿时作痛的感觉，多由于炎症、结石、其他异物刺激膀胱，产生自主或不自主的收缩、痉挛，或尿液通过发炎的尿道而引起。尿痛可出现在会阴部、耻骨上区和尿道内，可为挛缩样疼痛或烧灼痛。严重尿痛者，每次尿量甚少，伴有明显的尿频、尿急，甚至淋沥不尽，称之为痛性尿淋。

引起尿痛的病因很多，主要是各种原因所致的膀胱或尿道炎（包括感染性、化学性、创伤性），膀胱或尿道结石、异物、肿瘤，前列腺炎，其他引起下尿路梗阻的原因如前列腺肥大或肿瘤，尿道狭窄，膀胱颈肥厚，先天性尿道瓣膜，尿道口过小及包茎等。此外，严重血尿、高酸性尿也偶可引起尿痛。癔病者有时也以尿痛为主诉。

尿痛的诊断不能单凭症状特点，须靠详尽的泌尿道检查。一般认为尿道疼痛多于排尿开始时发生或加剧；膀胱炎、尿道炎、前列腺炎所致的尿痛，则多发生于排尿终末期；尿痛合并尿频、尿急，其病变多在膀胱；尿痛合并排尿困难，甚或排不出尿，其病变多在尿道。

155. 什么是尿路刺激症状？常见的病因有哪些？

尿路刺激症状包括尿频、尿急、尿痛和尿不尽的感觉，这些症状常常并存，是膀胱、尿道、前列腺炎症的特征性表现。常见的病因有：

(1)感染和非感染炎性刺激：是尿路刺激症状最常见的原因。包括膀胱、尿道、前列腺和阴道感染性炎症；非感染性阴道炎，慢性间质性膀胱炎，理化因素(使用某些药物如环磷酰胺，或作放射治疗)，肿瘤和异物等刺激膀胱粘膜，兴奋排尿中枢，引起膀胱逼尿肌收缩也会出现尿路刺激症状。

(2)膀胱容量减少：膀胱被巨大肿瘤或结石占据；膀胱附近肿物压迫或下尿路引流不畅致膀胱有效容量下降；膀胱挛缩、纤维化使膀胱容积减少，患者尿频显著，但尿急、尿痛不明显。

(3)膀胱神经调节功能失调：紧张、恐惧、寒冷、癔病等可引起尿频，甚或尿急，但无尿痛。

156. 对有尿路刺激症状的患者应如何鉴别诊断？

(1)详细询问病史：虽然引起尿频、尿急、尿痛症状的病因较多，但详细询问病史及体检可为诊断提供重要的病因鉴别信息。如：①急性肾盂肾炎常伴有一侧或双侧腰痛和肾区叩击痛，并有畏寒高热。而膀胱炎一般无高热及肾区叩击痛。②若有不洁性交史，尿频、尿急、尿痛伴尿道口分泌物及红肿，应怀疑淋病。③肾结核早期由于结核菌及脓尿刺激引起尿频，后期由于膀胱结核导致膀胱壁纤维化，膀胱容量减少，尿路刺激征更为显著。常伴有脓尿、血尿，并有潮热、盗汗。用普通抗菌药物治疗无效。④慢性间质性膀胱炎，尿路刺激征持续，膀胱充盈时疼痛尤为明显，排尿后症状减轻，且反复尿检正常。⑤如患者有尿频、尿急、尿痛的症状，尤以尿频明显，而临床上无阳性体征，反复尿检无异常，应注意尿道综合征之可能。女性患者应注意外阴局部有无前庭大腺炎等刺激因素。

(2)实验室及辅助检查：①脓尿应考虑尿路炎症，需进一步做尿沉渣涂片染色显微镜下直接细菌计数和清洁中段尿培养细菌计数，以确定有无尿路感染。若怀疑淋病时，应取分泌物或离心后尿沉渣涂片革兰染色找菌，或用特异抗体做免疫荧光染色检查，也可进行细菌培养。脓尿而尿培养阴性者，可能为病毒、衣原体和结核菌感染。若怀疑结核菌感染应进一步做浓缩尿找结核菌或晨尿结核菌培养。②合并血尿，无论镜下或肉眼血尿均应在相差显微镜下进行红细胞形态分析。均一型红细胞血尿应考虑结石、肿瘤、出血性膀胱炎和尿路结石等。③怀疑膀胱肿瘤、细小结石及慢性间质性膀胱炎时，须进行膀胱镜检查。慢性间质性膀胱炎早期阶段膀胱镜下可见多数斑点状出血，后期膀胱壁纤维化，容量减少，常有星形溃疡，膀胱活检可见粘膜下泡沫细胞，血管壁免疫球蛋白和补体沉积。④排尿性膀胱造影对诊断膀胱输尿管反流有帮助。静脉肾盂造影有助于肾结核等病诊断，并能发现上尿路解剖异常。

157. 检查发现脓尿应如何结合临床症状及体征进行鉴别诊断？

(1)膀胱刺激症状：上尿路感染在未侵犯膀胱之前或脓性物不多时，一般无膀胱刺激征或刺激症状较轻；而下尿路感染，如膀胱或后尿道感染，或前列腺炎时，则膀胱刺激症状较严重。

(2)疼痛：脓尿伴有肾绞痛者，应考虑病变在肾脏或输尿管；如伴有腰背肾区痛及该区皮肤红肿热者，应考虑肾周围蜂窝织炎或脓肿；如伴有膀胱区痛者，则提示病变侵犯膀胱；如伴有尿道烧灼痛者，则考虑病变侵犯尿道或前列腺等。

(3)痛性肿块：如痛性肿块位于肾区，应考虑肾化脓性炎症、肾积脓、肾周围脓肿、肾肿瘤等；如肿块位于膀胱区，则考虑膀胱憩室炎或肿瘤合并感染等；如肿块位于左、右下腹部，则考虑阑尾脓肿、输卵管或卵巢脓肿等。

158. 发现血尿能诊断尿路感染吗？

血尿是泌尿系疾病的常见而重要的症状之一。但是，发现血尿不能说明一定有尿路感染。因为血尿的病因很多，诊断必须根据病史、体检及有关的实验室检查等进行综合分析才能作出正确判断。血尿的临床特征有：

(1)肾性血尿特征：血尿为全程性，均匀，呈棕色。尿检查有较多蛋白质或管型(尤其红细胞管型)，红细胞有明显变形、破损，且数量较多。也可见较多肾小管上皮细胞或肾盂粘膜细胞。当出血量大或血块堵塞输尿管时，可伴有肾绞痛；若血量大或血块堵塞尿道时，则可发生尿频、尿急、尿道烧灼感或排尿困难。

(2)膀胱性血尿特征：血尿较鲜红(如在膀胱内停留过久，色较深)，可为全程血尿或终末血尿，血块呈不规则形；尿检查蛋白质少，无管型，可见较多的膀胱粘膜上皮细胞。伴有膀胱区疼痛、排尿不适及尿路刺激症状。

(3)尿道性血尿特征：血尿呈鲜红色，前尿道出血为初血尿或尿道滴血，后尿道多为终末血尿；伴有明显的尿急、尿频、尿痛和排尿困难等症状。

159. 什么是“气尿”?

排出的尿内存在多量气泡,称为“气尿”。正常人的尿中无气体。气尿属于病态,是一种临床上少见的症状。正常人排尿(特别是当尿流急速)时,可有少量空气从尿道口混入尿中,使排出的尿含小量气泡;或当尿流撞击容器壁时(特别是含蛋白较多的尿),空气亦会混入尿中,产生气泡。以上两种情况均不属于气尿。真性气尿多数含气体较多,在排出的尿流中,往往可看到一长串大小不等的气泡,X 线检查也可见到膀胱区有气泡影。出现气尿的原因有:

(1)产气菌尿路感染:大肠杆菌、产气杆菌、酵母菌等所致的尿路感染,可使尿中物质(特别是葡萄糖)发酵、分解,产生气尿。在老年女性糖尿病患者较易发生。

(2)尿路瘘道:尿路因外伤、手术、肿瘤、炎症或先天畸形等致尿路与含气器官、组织相通时,如膀胱(或尿路)肠道瘘,气体从肠道或阴道进入尿中,引起气尿,这时尿中常因混入粪便或坏死分泌物而发出臭味。

(3)导尿和器械检查:作导尿或器械检查时,可有多量气体进入膀胱,随尿排出而产生气尿。

160. 尿气味异常是尿路感染吗?

新鲜尿液具有一定的气味,它来源于尿中的挥发性芳香族酸。尿排出体外放置较久后,可因尿素的分解而发出氨臭味。若新鲜排出的尿即有异常气味或氨臭,则称为尿气味异常。尿气味异常有时可作为临床诊断的线索。新鲜尿即带有氨臭味,常常是尿潴留(膀胱尿潴留或肾盂积液)患者发生了尿路感染的结果;带有苹果味的尿则是酮尿症的表现;尿带有腐臭味或粪味,则要考虑有直(结)肠膀胱瘘或膀胱阴道瘘的存在;有机磷中毒患者的尿常带有蒜臭味。此外,进食葱、蒜等及服用某些药物,尿亦会带有特殊的气味。应注意询问病史,加以鉴别。

161. 什么是尿失禁?

膀胱不能维持其控制排尿的功能,尿液不自主地流出,称为尿失禁。正常人由于膀胱内压与尿道闭合之间的周期变化,形成了储尿期和排尿期。如果在储尿期膀胱内压大于尿道闭合压时,尿液就失去控制,发生尿失禁。如果患者只在一定条件下发生尿失禁,称为不完全性尿失禁;如果患者完全不能控制尿液,则称为完全性尿失禁。尿失禁可以发生在许多疾病,而且任何年龄的患者均可发病。在临床上将尿失禁分为:压力性尿失禁、紧迫性尿失禁、真性尿失禁、充盈性尿失禁、逼尿肌运动失调等。

162. 尿路感染会出现尿失禁吗?

尿路感染会出现尿失禁。膀胱炎及尿道炎、膀胱结石、膀胱肿瘤等,使膀胱逼尿肌持续性张力增高,膀胱内压力上升,使尿液不能控制,乃从尿道流出,严重者尿液淋漓,故又称为"尿急性尿失禁"。膀胱结核或慢性间质性膀胱炎由于产生炎症性"挛缩性小膀胱",膀胱容量减少,加上炎症刺激,引起严重的尿急以至尿失禁。

163. 什么是充盈性尿失禁?

充盈性尿失禁是由于某些病变出现慢性尿潴留,致使膀胱过度充盈，当膀胱内压超过尿道压力时，尿液失去控制，呈点滴状排出。充盈性尿失禁常见的原因有：

(1)膀胱挛缩：如结核性膀胱炎、间质性膀胱炎及放射性膀胱炎等导致膀胱挛缩，使膀胱壁失去弹性，膀胱腔缩小失去了储尿功能和排尿功能。

(2)尿道梗阻：常见的疾病有尿道外口狭窄、尿道狭窄、膀胱颈梗阻，使膀胱失去了代偿能力，尿道近端的肌肉也受到损害。

(3)神经系统疾病：如脊髓损伤、脊髓肿瘤、硬脊膜膨出、脊柱裂等。

充盈性尿失禁的临床表现：患者在发生尿失禁之前都有排尿困难、尿线无力、尿次增多及尿急等排尿梗阻症状，接着出现残余尿增加，进而发生膀胱功能失代偿，发生尿失禁。最初尿失禁多发生在入睡之后，随病情加重，在清醒时也发生尿失禁。膀胱挛缩的患者多有尿频、尿急、尿痛、血尿、脓尿。在尿潴留时，可在患者下腹部扪及胀大的膀胱，并有压痛和不适。

164. 什么是压力性尿失禁？

压力性尿失禁是指患者平时无尿失禁状态，当腹压骤然增加时，尿液不自主地从尿道口流出。压力性尿失禁是成年女性常见疾病，男性少见。可发生在任何年龄，但以肥胖的中年女性为多。其发病原因有很多，有时是几种原因综合作用的结果，主要有分娩及分娩损伤、阴道及尿道手术、尿道及尿道周围组织功能障碍、盆腔内肿瘤及膀胱膨出或子宫脱垂等。

压力性尿失禁的临床表现为膀胱内压增高时，如咳嗽、打喷嚏、大哭大笑、体育锻炼、上楼梯、举重物或下山时，尿液不自主从尿道流出;严重者行走、直立时即可发生。症状最常在分娩或外伤后发生。发生症状的时间因人而异,有的在分娩后即出现,有的在数周或数月后才发生。妊娠期及老年患者,也可在无意中发现。尿失禁分度:

Ⅰ度:患者能从事正常社会活动,在特别紧张或劳累时偶尔发生尿失禁,每隔数日1次。

Ⅱ度:患者在一般活动时无尿失禁,当腹压突然增加时即发生尿失禁,每日数次,平时不需要带尿垫。

Ⅲ度:患者在起立活动时常发生频繁滴尿,外出时常常需要带尿垫。

Ⅳ度:患者起立时即发生尿失禁,严重影响个人生活,甚至丧失劳动能力。

165. 什么是紧迫性尿失禁?

紧迫性尿失禁是因为着急排尿时尿液不自主地漏出。紧迫性尿失禁多发生在女性,任何年龄均可发病,中年患者居多。该症状常无明显诱发因素。有些患者也描述诱发因素为:洗手、接电话、开门锁等。紧迫性尿失禁病因不明,临床上分为感觉性紧迫性尿失禁和运动性紧迫性尿失禁。

(1)感觉性紧迫性尿失禁:是由于膀胱和尿道的感受器受到强烈的刺激,脊髓排尿中枢无法抑制这种强烈的刺激而引起膀胱收缩,即出现感觉性紧迫性尿失禁。这种现象常发生在膀胱内的一些病变,如急性膀胱炎、结核性膀胱炎、间质性膀胱炎、膀胱肿瘤、异物、结石、膀胱内出血等。

(2)运动性紧迫性尿失禁:如脊髓排尿中枢对排尿的抑制功能减弱,出现不稳定膀胱,使膀胱发生异常收缩,因而发生尿失禁。引起不稳定膀胱的原因可能有精神因素(约占

20%)、尿道梗阻、神经系统疾病等。

紧迫性尿失禁多伴有尿频、尿急等症状，患者在排尿时有明显的紧迫感，难以忍受，无法自己控制，一旦尿液排出，即感到十分轻松。尿失禁时排出的尿量较多，有时甚至可将膀胱内的尿液完全排空；有些患者同时还有压力性尿失禁。膀胱炎或膀胱肿瘤引起的紧迫性尿失禁患者，尿常规检查多有异常发现，同时也有原发病的临床表现，有些患者是在情绪激动时发病或在绝经期前后发病。

166. 大笑时尿失禁是什么原因？

大笑时尿失禁多为年轻女性。病史典型，但不伴有其他泌尿系统异常。其发病机制不清楚，可能与尿道松弛、逼尿肌不稳定以及先天性尿道无力有关。

167. 什么是真性尿失禁？

真性尿失禁是由于尿道的肌层、尿道括约肌和尿道周围的横纹肌受到损伤，或支配它们的神经受到损伤，使尿道括约肌完全失去控制尿液的功能。临床上分为神经性尿失禁和括约肌损伤性尿失禁。

168. 什么是尿潴留？

尿排不出，致使尿液潴留于膀胱，称为尿潴留。如尿液完全排不出者称完全性尿潴留；若排尿后膀胱内仍存有残余尿液者，称部分性尿潴留。急速发生的称急性尿潴留。急性尿潴留时膀胱胀痛，尿液不能排出。患者先有一段排尿困难，然后潴留才逐渐明显者，称慢性尿潴留。缓慢发生尿潴留者常无疼痛，经常有少量持续排尿。各种尿潴留均属于病态。由于尿潴留易合并尿路感染，因此对尿潴留患者应找出病因，予以适当治疗。

169. 引起尿潴留的病因有哪些？

(1)尿路局部梗阻：①尿道狭窄：尿道炎、尿道外伤、尿道结石、尿道肿瘤或尿道异物等均可使尿排出障碍，造成尿潴留。②膀胱疾患：膀胱结石、膀胱炎症瘢痕、膀胱肿瘤等可使尿道内口变窄或阻塞，造成排尿障碍而引起尿潴留。

(2)神经因素：各种原因所致的中枢神经疾患以及糖尿病等所致的自主神经损害，导致膀胱排尿障碍，临床上称为神经源性膀胱。

170. 神经源性膀胱引起尿潴留有何特点？

神经源性膀胱是尿潴留最常见的原因。

(1)上运动神经元损伤所致尿潴留。由于骶髓中枢控制的排尿反射仍存在，当膀胱内张力升至一定程度(400 毫升～500 毫升)时可不自主地排尿，称反射性神经源性膀胱，但往往不能排空，造成部分尿潴留。如果上运动神经元没有完全损伤，尿潴留常伴尿频。

(2)下运动神经元损伤所致尿潴留，包括：①骶髓排尿中枢损伤。此时膀胱因感觉和运动神经支配完全丧失，变成一个自主器官，称自动性或自主性神经源性膀胱。②反射弧传入支(感觉神经)损伤。膀胱膨胀感消失，尿液充盈。早期膀胱逼尿肌尚能收缩，但不能排空尿液，后期膀胱肌因长期过度伸长无力，收缩功能消失，称感觉麻痹性无张力神经源性膀胱。③反射弧传出支(运动神经)损伤。患者虽有尿意，但膀胱逼尿肌麻痹而尿潴留，称运动麻痹性无张力神经源性膀胱。无论哪种下运动神经元损伤所致尿潴留，当尿液过度充盈使膀胱内压超过尿道口括约肌阻力时，都可引起充盈性尿失禁。

171. 什么是尿流异常？

尿流异常属于病理状态，表现为排尿时尿迟迟不能排出（超过 2 秒钟），或射尿无力，尿流细小，不均匀，呈分叉状，甚至间歇，中断，以及排尿后继续有尿滴出（尿后反滴）等现象。

172. 尿流异常是怎样发生的？

常见的尿流异常病因有：

（1）尿道异常：尿道炎症、尿道外伤、尿道肿瘤以及尿道结石、异物等均可使尿道变窄，致使尿流变细、分叉、间歇或中断，甚至迟迟不能排出。前列腺肥大或肿瘤可压迫后尿道，除可引起尿流变细、分叉外，最常引起迟迟不能排尿和尿后反滴症状。尿道憩室的主要表现亦是尿后反滴、尿道口狭窄、下裂、异位、肿物（尿道肉阜等），则使尿流变细、不均匀、分叉和不成线。包茎除引起尿流异常外，还可在排尿时见到包皮鼓胀。因尿道病变所造成的尿流异常，多伴有排尿时患处作痛，甚至发生尿道痉挛、剧痛，致使尿流中断。

（2）膀胱疾患：当膀胱结石、膀胱肿瘤阻塞膀胱出口时，可使尿流变细、滴尿，甚至完全排不出。膀胱炎时会因膀胱粘膜受刺激而产生尿意频数，尿量少而尿流不成线。此时作尿常规检查常可见有红细胞、白细胞及上皮细胞增多。

（3）尿失禁及神经性尿潴留：可引起尿流异常。

173. 如何鉴别尿流异常？

根据患者主诉和观察患者排尿过程，尿流异常的诊断可确立。诊断成立后应进一步找出病因。应注意有无包茎，尿道开口有无狭窄、肿物或异物，有无分泌物流出，沿尿道触摸按压有无压痛、异物、瘢痕。如按压尿道时有多量液体自尿道流出，则多为尿道旁炎或尿道憩室。疑有前列腺病变时，可作直肠指检，按摩前列腺检查前列腺大小、形态、硬度，有无压痛，以及前列腺液有无异常等来帮助诊断。导尿检查、尿道镜检查和尿道造影术对确定尿道病变的位置、性质有帮助。膀胱疾病可通过膀胱镜和膀胱造影术作出诊断。神经源性膀胱所致的尿流异常，则因兼有神经系统病变，临床上较易作出诊断。

174. 尿路感染是怎样分类的？

尿路感染是指尿路内有大量微生物繁殖而引起尿路炎症，患者可有或没有临床症状。根据致病微生物的不同，尿路感染可分为细菌性和真菌性等。临床上以细菌性尿路感染最为常见，故尿路感染这个术语，指的是尿路细菌性感染。

尿路感染可分为有症状的尿路感染和无症状细菌尿。无症状细菌尿是指患者清洁中段尿培养细菌菌落数$>10^5$/毫升，而无尿路感染的临床症状，是一种无症状尿路感染；既有真性细菌尿又有临床症状者称为有症状尿路感染。

根据感染发生部位，尿路感染可分为上尿路感染和下尿路感染。前者为肾盂肾炎，后者主要为膀胱炎。

根据有无尿路功能上或解剖上的异常等，尿路感染可分为复杂性尿路感染和非复杂性尿路感染。前者指尿路感染伴有尿路梗阻、尿流不畅、结石、尿路先天畸形及膀胱输尿管反流等解剖和功能上的异常，或在慢性肾脏实质疾病基础上发生的尿路感染。非复杂性尿路感染则无上述情况。

175. 为什么新婚女性容易发生尿路感染？

新婚妇女常出现尿频、尿急、尿痛症状，这是急性膀胱炎的临床表现，又称为蜜月膀胱炎。女性尿道解剖特点是又短、又直、又宽，尿道口与有大量细菌寄居的阴道和肛门接近，为细菌侵入尿道提供条件。当性交时女性尿道外口受压内陷或创伤，尿道口的细菌易被挤入膀胱。性交不仅可将尿道口细菌挤入后尿道和膀胱，而且易致尿道损伤有利于细菌侵入。

176. 为什么男性尿路感染发生率低？

男性前列腺液具有抗革兰阴性肠道细菌的作用。正常情况下，于排尿终末时，前列腺收缩可将前列腺液排入后尿道，从而提供一种对抗尿路细菌的自然保护作用，这可能是男性尿路感染发生率低的主要原因之一。前列腺液的分离和纯化研究证实，其抗细菌作用与它的锌浓度有关。急性前列腺炎患者，前列腺液的锌浓度降低，且口服锌不能纠正。

177. 为什么孕妇容易患尿路感染？

据统计，约有7%的孕妇有真性细菌尿，较同龄的非孕妇组高；已有无症状细菌尿者在妊娠期将有35%～40%发生膀胱炎或肾盂肾炎，这与非妊娠女性无症状细菌尿的相对良好经过呈鲜明对比。孕妇易患尿路感染的因素除因妊娠时孕酮分泌增加，使输尿管及肾盂蠕动减弱并扩张，导致尿路功能性梗阻，有利于细菌停留和生长；孕妇尿中营养物质，如葡萄糖、氨基酸、蛋白质和维生素等增加有利于细菌繁殖，也因孕妇发生妊娠反应如食欲不振、恶心呕吐所致脱水，失钾也可增加肾脏对细菌的易感性。另外，孕妇若在妊娠期导尿或插管检查，则更易发生上行性感染。在妊娠期发生无症状细菌尿，其致病菌多为大肠杆菌，约占 80%，次为变形杆菌、产气杆菌及肠球菌等，如未及时治疗，在妊娠晚期可有 20%～30%患者发生有症状尿路感染。

178. 为什么糖尿病患者容易发生尿路感染?

糖尿病患者机体抵抗力弱、尿中葡萄糖含量高，有利于细菌生长，加上糖尿病患者的膀胱排空功能因自主神经病变的影响，易发生慢性尿潴留，肾盂肾炎发病率数倍于非糖尿病者，尤其在导尿和尿路器械检查后更易发生。据统计无症状性菌尿发生率高于非糖尿病者 2～3 倍，如果没有使用抗生素药物控制，极易发生肾盂肾炎。肾盂肾炎多数急性发作并逐渐演变为慢性，这是由于糖尿病患者糖代谢紊乱，白细胞吞噬作用受损，对化学药物和抗生素反应差，治疗困难。

179. 医院内尿路感染是如何发生的?

医院内的交叉感染是一项重要的医院管理问题，也是流行病学经常探讨的问题。在医院里，空气是交互感染的很重要的途径；除此之外，通过医护人员的手及各种诊断治疗设备与病人直接接触，也是不可忽视的感染途径。

180. 导尿是引起尿路感染的重要诱因吗?

导尿是医院内尿路感染的重要诱因。在医院内尿路感染的病例中有 75%～80%由导尿所引起。一般认为凡行 1 次导尿术就有 1%～2%的感染机会；若留置导尿管 3～4 天行开放性引流，则 50%～70%的患者将有感染；凡留置导尿管 10 天以上者感染率将为 100%。由此可见，导尿管的处理在医院内尿路感染中的重要性。

导尿引起细菌入侵的途径有：

(1)操作时无菌要求不严格而污染导尿管或将尿道前端的细菌种植于膀胱。

(2)在导尿管与尿道粘膜之间的空隙有一层尿道分泌物，细菌可在粘液中繁殖，然后上行而感染膀胱。

(3)细菌可沿导尿管的内腔上行感染膀胱，尤其是开放性地留置导尿管。另外，导尿及其他一切经尿道操作均可以损伤尿道粘膜，破坏尿道自然防御感染的屏障。但是，病人的全身情况，诸如老年、长期消耗性疾病、糖尿病、器官移植、恶性肿瘤或接受免疫抑制剂治疗等患者也是尿路感染发病的重要因素。

181. 有哪些疾病时易发生尿路感染？

有以下疾病时易发生尿路感染：

(1)尿路畸形或功能缺陷：如肾发育不全、多囊肾、海绵肾、马蹄肾、肾下垂、游走肾以及其他先天性肾盂、输尿管畸形，或有膀胱输尿管反流等，均易发生尿路感染。

(2)慢性肾脏疾病：如各种肾血管疾患，特别是肾小管性酸中毒、滥用镇痛剂等所致的肾损害，较易发生尿路感染。

(3)尿道内或尿道口周围有炎症病灶：如尿道肉阜、尿道异物、尿道旁腺炎、尿道憩室、外阴炎、妇科炎症等，均易招致尿路感染。

(4)全身性疾病：如重症肝病、晚期肿瘤、糖尿病、镰状细胞血红蛋白病、高血压病、低钾血症、高尿酸血症、高钙血症等。

182. 什么是无症状细菌尿？

无症状细菌尿又称隐匿型细菌尿，是一种隐匿型尿路感染，即指患者有真性细菌尿而无任何尿路感染症状，常在健康人群体检，或因其他肾脏疾病作常规尿细菌学检查时发现。无症状细菌尿可以由症状性尿路感染演变而来，即症状性尿路感染自然或经治疗后症状消失，而仅留有细菌尿，并可持续多年。有些细菌尿者，可以无急性尿路感染史。据统计，在16～65岁女性中，细菌尿的阳性率为4%，男性仅为0.5%，无症状细菌尿可能较有症状者多。妊娠妇女的真性细菌尿的发生率为7%，而且其中82%为无症状细菌尿。

183. 无症状细菌尿会导致慢性肾功能不全吗？

无症状细菌尿的致病菌多为大肠杆菌，菌尿可为持续性，有时可自动消失，但常为消失与复发交替，患者可长期无症状，尿常规也无明显异常。在病程中亦可间歇出现急性尿路感染症状。在无症状细菌尿患者中，出现症状性尿路感染的发病率及肾功能减退、肾瘢痕形成，均明显高于正常人群。一般认为，如果无尿路解剖或功能上缺陷，很少发生慢性肾功能不全。但原有慢性肾脏病、糖尿病、妊娠、留置导尿管、尿路梗阻及婴幼儿患者，无症状细菌尿易导致肾损害。

184. 如何诊断无症状细菌尿？

无症状细菌尿必须符合下列指标之一才能确诊：

(1)连续2次清洁中段尿培养，菌落数≥10^5/毫升，而且为同一菌株。

(2)1次清洁中段尿培养菌落数≥10^5/毫升，尿沉渣白细胞数每高倍视野>10个或1小时尿白细胞数>4×10^5。

(3)耻骨上膀胱穿刺尿培养有致病菌生长。

185. 什么是非复杂性尿路感染?

非复杂性尿路感染是指无合并其他疾病的尿路感染,临床常见于女性,多具有健全的排尿功能。常见的致病菌是埃希大肠杆菌,占80%~90%;约90%非复杂性尿路感染可治愈,约10%可转为持续性细菌尿或反复再发尿路感染。极少数非复杂性尿路感染可发展为肾功能衰竭。

186. 什么是复杂性尿路感染?

复杂性尿路感染是指发生于排尿机制存在结构或功能障碍的患者,如肾、膀胱、前列腺结石,尿道、输尿管狭窄,膀胱输尿管反流,神经源性膀胱,多囊肾,留置导尿等。复杂性尿路感染临床治愈率低,也容易复发,除非纠正了易感因素,否则极难治愈。持续性细菌尿或反复发作尿路感染患者超过半数;部分患者可发展为尿毒症。

187. 为什么对已经诊断尿路感染患者应进一步作定位诊断?

真性细菌尿的存在,只表明有尿路感染,但细菌尿究竟是来自上尿路(肾盂肾炎)还是下尿路(膀胱炎),则需要进一步确定,即进行尿路感染的定位诊断。这不但在治疗上有必要,而且对于尿路感染的科学研究也很有必要,因为:①肾盂肾炎和膀胱炎的治疗是不同的,后者一般可用更短的疗程,甚至较大剂量抗生素单剂治疗即可;而肾盂肾炎则需要系统治疗。②肾盂肾炎在治疗后再发多是复发(占80%),而膀胱炎则常是重新感染。③肾盂肾炎可致高血压和肾功能衰竭等不良结局，而膀胱炎则不会。因此，鉴别肾盂肾炎与膀胱炎是十分必要的。

188. 如何鉴别上下尿路感染？

尿路感染定位诊断的方法有多种，但临床仍常用膀胱灭菌后尿培养以及免疫荧光技术检查尿沉渣中抗体包裹细菌测定，且准确性高。1985 年第二届全国肾脏病学术会议讨论通过了上下尿路感染的鉴别标准：

(1)尿抗体包裹细菌检查阳性者，多为肾盂肾炎；阴性者多为膀胱炎。

(2)膀胱灭菌后的尿标本培养阳性者多为肾盂肾炎；阴性者多为膀胱炎。

(3)参考临床症状，有发热(体温高于 38℃)或腰痛，肾区叩压痛或尿中有白细胞管型者，多为肾盂肾炎。

(4)经治疗后症状已消失，但又复发者多为肾盂肾炎(多在停药后 6 周内)；用单剂抗菌药治疗无效或复发者多为肾盂肾炎。

(5)经治疗后仍留有肾功能损害表现，能排除其他原因所致者，或 X 线肾盂造影有异常改变者为肾盂肾炎。

189. 什么是尿道炎？

尿道炎是一种常见病，多见于女性，致病菌以大肠杆菌、链球菌和葡萄球菌为最常见。近年来发现部分患者由于病毒、淋球菌或支原体感染所致。尿道炎常因尿道口或尿道内梗阻所引起，如包茎、后尿道瓣膜、尿道狭窄和尿道内结石和肿瘤等；或由邻近器官的炎症蔓延到尿道，如前列腺精囊炎、阴道炎和宫颈炎等；有时可因机械或化学性刺激引起，如器械检查和留置导尿管等。

尿道炎临床上分为急性和慢性两类。在急性尿道炎尿道外口红肿，边缘外翻，粘膜表面常被浆液性或脓性分泌物所粘合，有时有浅溃疡。显微镜下可见粘膜水肿，有白细胞、浆细胞和淋巴细胞浸润，毛细血管明显扩张，尿道旁腺充血或成堆脓细胞填塞。慢性尿道炎病变主要在后尿道、膀胱颈和膀胱三角区，有时蔓延整个尿道。尿道粘膜表面粗糙呈红色颗粒状，因有瘢痕收缩，尿道外口较正常小。

尿道炎可直接蔓延到膀胱或前列腺而引起膀胱炎或前列腺炎。急性尿道炎若处理不当可并发尿道脓肿，脓肿可穿破阴茎皮肤成为尿道瘘。尿道炎愈合过程中纤维化则可引起尿道狭窄。

190. 尿道炎有何临床表现？

急性尿道炎在男性主要症状是有较多尿道分泌物，开始为粘液性，逐渐变为脓性；女性患者尿道分泌物少见。多数患者尿路刺激症状明显，排尿时尿道烧灼痛、尿频和尿急，尿液检查有脓细胞和红细胞。慢性尿道炎尿道分泌物逐渐减少，或仅在清晨第1次排尿时，可见尿道口附有少量浆液性分泌物，尿路刺激症状不如急性期明显，部分患者可无症状。

急性尿道炎尿道外口红肿。男性患者可见阴茎及包皮炎症，在尿道外口可见粘液性或脓性分泌物。女性患者，尿道分泌物少。有尿急、尿频、尿痛及脓尿。部分患者有血尿。尿三杯试验，第一杯可见血尿或脓尿。

慢性尿道炎临床表现：病变主要位于后尿道、膀胱颈和膀胱三角区。尿道外口因慢性炎症可呈瘢痕收缩，使尿线变细，排尿不畅。但尿路刺激征不显著，清晨可见少量浆液性分泌物粘着于尿道外口。

191. 诊断尿道炎有何要点？

诊断尿道炎要点为：

(1)有与尿道炎发生有关的诱因，如尿道口或尿道内梗阻(如尿道狭窄、结石、肿瘤、包茎及后尿道瓣膜等)。

(2)尿道及其周围器官感染(如前列腺炎、精囊炎、阴道炎、子宫颈炎、结肠炎等)。

(3)由于器械检查或外伤引起尿道损伤等病史。

192. 什么是膀胱炎？

膀胱炎即下尿路感染。原发性者罕见，多继发于尿道炎、阴道炎、子宫颈炎或前列腺炎。膀胱炎分为急性和慢性两类。任何细菌侵入尿道均可引起尿路感染，但大肠杆菌是尿路感染最常见的致病菌，在青年女性患者约有25%为葡萄球菌，偶尔亦可为变形杆菌、绿脓杆菌。部分膀胱炎患者尿中的细菌可未经治疗而自动消失，有报道表明在7～10天内尿中细菌消失者占35%。

急性膀胱炎的病理改变主要是粘膜充血、潮红、上皮细胞肿胀、粘膜下组织充血、水肿和白细胞浸润，较重者有点状或片状出血，并可出现粘膜溃疡。

193. 急性膀胱炎有哪些临床表现？

典型的临床表现为尿路刺激症状：①尿频：患者排尿次数明显增多，每小时1～2次，甚至5～6次以上。②尿急：尿意一来就迫不及待地立即排尿，但排尿量不多，每次尿量为10毫升～100 毫升。尿频、尿急越明显，每次排尿量就越少。③尿痛：在排尿时膀胱及尿道部位灼痛，或排尿终末有下腹部疼痛。实验室检查：尿液混浊，亚硝酸盐试验可能阳性；尿中有大量脓细胞，偶有血尿；革兰阴性杆菌或革兰阳性球菌≥1 个/高倍视野。清洁中段尿培养≥10^5 菌落数/毫升。如炎症病变仅局限于膀胱粘膜时常无发热及血中粒细胞增多。全身症状轻微或缺如，部分患者有疲乏感；但少数患者可有腰痛、低热（体温不超过 38.5℃）。对抗生素反应良好，在用药后 24～48 小时菌尿消失，但白细胞尿可持续 1 周。发病诱因多为非正常性生活、妇科手术操作、月经和妇科疾病等。少数患者可于发病后 7～10 天自愈。部分患者再发，其中多数为再感染。致病菌以大肠杆菌多见；小儿、老年女性和男性的膀胱炎常常不典型。

194. 急性膀胱炎能否不治自愈？

据国外及国内中山医科大学资料，膀胱炎患者如无尿路梗阻或尿液引流不畅存在，约 30%以上的膀胱炎患者可自限，在 7～10 天内不治自愈。

195. 男性尿路感染有何特点？

50 岁以前的男性患尿路感染相当少见，一旦发生尿路感染则治疗十分困难，因为大多数患者伴有前列腺炎或尿路异常、结石等诱因。急性前列腺炎对治疗尿路感染的抗菌药物反应良好，但容易复发。慢性前列腺炎是男性尿路感染的一个常见感染源，治疗较困难，因绝大多数有效的抗菌药物不能进入前列腺内。复方磺胺甲恶唑（复方新诺明）被认为是治疗细菌性前列腺炎有效药物。其他如红霉素、多西环素（强力霉素）等在前列腺液内浓度较高，也可选用。

196. 什么是前列腺炎？

前列腺炎是男性常见的感染疾病，多见于成人，儿童极罕见。其病原菌以革兰阴性杆菌居多，大肠杆菌最为常见，其次为克雷白杆菌、绿脓杆菌、变形杆菌等，大约 1/5 有两种以上的细菌；除肠球菌外，其他革兰阳性球菌引起的前列腺炎甚为少见；非细菌性前列腺炎的病原体有沙眼衣原体。前列腺炎发病机制不甚清楚，可能与前列腺内尿反流、免疫反应等有关。临床常见的前列腺炎可分为 4 种：①急性前列腺炎，可伴有发冷发热和膀胱刺激症状。②慢性前列腺炎，前列腺液内有细菌存在，白细胞＞10 个/高倍镜视野，可能有尿路感染史。③非感染性前列腺炎，临床表现同慢性前列腺炎，但前列腺液内无细菌，又称非细菌性前列腺炎。④前列腺痛，临床表现似前列腺炎，但前列腺液正常。

197. 如何诊断前列腺炎？

急性前列腺炎常骤然发病，发热、寒战、下腰痛并伴有尿频、尿急、尿痛、尿内有红白细胞。急性前列腺炎发生脓肿时可引起尿潴留。

慢性前列腺炎常伴有尿路感染史，其临床表现与非细菌性前列腺炎的疼痛甚为相似，表现为尿道或会阴部不适，排尿不尽感或烧灼感，下腰痛。有时出现阳痿、早泄、神经官能症等症状。肛门触诊可发现前列腺增大，有压痛，用前列腺按摩液作常规及细菌学检查有助于诊断，常见的致病菌是大肠杆菌。

198. 慢性膀胱炎有哪些临床表现?

慢性膀胱炎长期存在尿频、尿急症状,但不如急性膀胱炎那样严重。多有急性膀胱炎病史,且伴有结石、畸形或其他梗阻因素存在。实验室尿常规检查发现,尿中有少量或中量脓细胞、红细胞;尿细菌学检查阳性。

199. 如何防止误诊误治膀胱炎?

膀胱炎误诊误治常常是因为未重视询问病史,或对某些症状没有足够的认识,或滥用抗菌药物引起。防范措施如下:

(1) 详细地询问病史。病史对本病的诊断及鉴别诊断有帮助。中老年男性患者要注意询问有无尿线细、排尿延迟、会阴部、腰骶部及直肠内胀痛等症状,要注意除外前列腺肥大及前列腺炎;对老年女性应注意询问有无外阴瘙痒、分泌物增多等症状,要注意除外阴道炎。

(2) 重视对特殊检查的取证分析。如直肠指检、前列腺液检查及妇科检查。

(3) 尿液检查对本病的诊断具有决定性的意义。

(4)对于部分慢性发作、经久不愈的患者,用药应慎重,正确的诊断是保证有效治疗的前提。

200. 什么是尿道综合征?

尿道综合征是一组常见的与尿路感染有关症候,主要指下尿路感染症状,即尿频、尿急、尿痛或排尿不适、膀胱区疼痛等。尿道综合征多见于中年妇女,尿频常较排尿不适更为突出,均有长期使用抗生素而无效的病史,70%的患者有脓尿和细菌尿,是真正的尿路感染患者;30%的患者为无菌性尿频-

排尿不适综合征，即临床上通常所指的尿道综合征。其病因尚不明了。

201. 如何诊断尿道综合征？

尿道综合征诊断要点如下：

(1)女性患者多见。

(2) 病因不明。可能与尿路局部损伤、刺激或过敏(如性交损伤、外用避孕药或工具、洗浴液、除臭喷雾剂的应用)有关；亦有人认为可能是尿路动力学功能异常，特别是逼尿肌和括约肌的功能失调；还有人认为是下尿路的非感染性疾病(如尿道憩室、异物、尿道口肉阜等)所致，或由尿道腺体慢性炎症、妇科慢性炎症和慢性结肠炎所致。大部分患者可能是焦虑性神经官能症部分症状。

(3) 有尿频、尿急、尿痛或排尿不适、膀胱区疼痛。患者常有尿频、排尿困难症状，但无发热、白细胞增高等全身症状。

(4) 无脓尿及细菌尿。尿中白、红细胞数增加不明显(＜10 个/高倍视野)；多次尿细菌培养菌落数＜10^5/毫升。

(5) 用抗生素治疗无效。有心理因素的患者，当分散注意力时，尿频的症状可明显减轻。适量服用地西泮(安定)有一定疗效。

202. 什么是肾盂肾炎？

肾盂肾炎是细菌引起的肾盂、肾盏的炎症，可合并肾间质炎性病变。据国内统计，在感染性疾病中，肾盂肾炎占住院患者的 1.1%～1.4%，其中急性肾盂肾炎占 89.3%，慢性肾盂肾炎占 10.7%；男女发病率之比为 1∶5。

引起肾盂肾炎的病原菌以大肠杆菌居多，其次是克雷白杆菌、变形杆菌、产气杆菌、粘质沙雷菌、绿脓杆菌、产碱杆菌等革兰阴性杆菌;粪链球菌、肠球菌和葡萄球菌亦可致病。绝大多数肾盂肾炎是细菌上行感染引起的,细菌经尿道上行至膀胱、输尿管、肾盂、肾盏,进而通过肾乳头管进入集合管。血行感染较少,葡萄球菌败血症可继发肾脓肿和肾盂肾炎,而革兰阴性杆菌败血症引起急性肾盂肾炎则更为少见。

203. 急性肾盂肾炎有何临床表现?

典型的急性肾盂肾炎临床表现:

(1)尿路刺激症状:肾盂肾炎多由上行感染所致,故多伴有膀胱炎,患者出现尿频、尿急和尿痛等尿路刺激征。尿液混浊,偶有血尿。

(2)全身感染症状:多为急骤起病,常有发热(体温 39℃以上)、寒战、全身不适、疲乏无力、食欲不振、恶心呕吐,甚至腹胀、腹痛或腹泻;外周血中性粒细胞增多,易误诊为急性胆囊炎或急性阑尾炎等急腹症。

(3)局部体征:双侧或单侧肾区痛(可能伴有放射痛),脊肋角压痛和叩痛,上输尿管点(腹直肌外缘脐平处)、中输尿管点(髂间线和耻骨结节的垂直线的交叉点)均有深压痛。

204. 急性肾盂肾炎会有尿路感染以外的临床表现吗?

急性肾盂肾炎可以出现尿路感染以外的临床表现。一般轻症患者可无明显全身症状,仅有尿路刺激征及尿液变化。上行感染引起者多有明显尿路局部症状,而血行感染致病者则全身症状较为突出,如有寒战、高热(体温可达 39℃以上),全身不适,疲乏无力,食欲减退,恶心呕吐,甚至腹胀,腹痛或腹泻。临床上一些不典型的急性肾盂肾炎患者,其临床主要症状并不表现为尿路刺激征，也不提示有感染性疾病存在，诸如既无发热，也无尿路刺激征，仅表现为一般的腰痛，但无脊肋角叩痛、压痛；有些患者以上腹痛或下腹痛及消化系统功能紊乱为主要表现；亦有些患者仅有疲劳感，而无其他临床表现。

205. 如何诊断急性肾盂肾炎？

急性肾盂肾炎的诊断主要依靠临床表现和实验室检查。

(1)临床表现：①有尿频、尿急、尿痛、排尿困难等症状，腰部或脊肋角压痛和叩击痛。肾区的疼痛可放射至腹部，严重的肾区疼痛放射至腹股沟。②尿路刺激症状不明显，主要表现为腹痛等胃肠道症状，易误诊为急性胃肠炎、阑尾炎、胆囊炎等。③表现为血尿、腰痛、低热者，易误诊为肾结核。④病变严重时可出现肾绞痛、血尿，易误诊为尿路结石。⑤无全身和局部尿路刺激症状，仅有背、腰部酸痛者，易误诊为脊椎和腰肌疾病。⑥尿路器械检查后或原有慢性肾脏疾病并发感染者，可完全不出现临床症状，应行尿细菌培养。

(2)实验室检查：①尿细菌学检查：发现有意义细菌尿是诊断的重要条件之一。即清洁中段尿培养菌落数≥10^5/毫升；尿离心取沉渣涂片镜检，每高倍视野细菌数≥10～15 个，或非离心尿标本作革兰染色，油镜下见到 5 个细菌。②尿化学检查：葡萄糖氧化酶试验、过氧化氢酶试验、亚硝酸盐试验及白细胞酯酶试验阳性。③尿常规检查：尿液混浊，偶有异样气味，少数患者可出现肉眼血尿；尿镜检发现大量脓细胞及白细胞管型。白细胞管型属病理性，是诊断肾盂肾炎并发小管间质性肾炎的重要依据。若尿内出现白细胞管型，具有诊断价值，可作为区别肾盂肾炎及下尿路感染的根据；尿蛋白可超过 150 毫克/24 小时，但一般为少量蛋白尿。④其他实验检查：血中白细胞可轻度或中度增高，中性粒细胞也常增多，核左移；红细胞沉降率可加快；肾功能检查可见一过性尿浓缩功能障碍。

206. 急性肾盂肾炎须与哪些疾病相鉴别？

(1)发热性疾病：当急性肾盂肾炎表现为全身感染症状，而尿路刺激症状不明显时，易误诊为其他发热性疾病，如流感、败血症等。应注意仔细询问病史及尿路刺激症状，及时进行尿液检查，以避免误诊。

(2)腹部器官炎症：有些急性肾盂肾炎患者临床上表现为腹痛、恶心、呕吐、发热、白细胞增高等症状，如不注意询问病史，不作尿常规及尿细菌学等检查，容易误诊为急性阑尾炎、胃肠炎、附件炎等。

(3)急性尿道炎：急性尿道炎患者临床上有尿频、尿急、尿痛或排尿不适、膀胱区疼痛等下尿路感染症状，易被误诊为尿路感染而长期误服抗生素药物。临床鉴别的关键是尿细菌学检查。

(4)肾结核：有些急性肾盂肾炎临床表现以血尿为主，膀胱刺激症状明显，应注意与肾结核鉴别。肾结核膀胱刺激症状更为突出，晨尿结核杆菌培养阳性，尿沉渣检查可发现抗酸杆菌，静脉肾盂造影可发现肾结核征象，部分患者可有肺、生殖器等肾外结核病灶。但肾结核常与普通尿路感染并存，如经积极抗生素治疗后，仍有尿路感染症状或尿沉渣异常者，应高度注意肾结核的可能性。

207. 临床上如何鉴别急性肾盂肾炎与膀胱炎？

有些急性肾盂肾炎的临床表现与膀胱炎相似，而且两者的临床症状多有重叠，故仅凭临床表现难以鉴别，应进一步做定位检查确定诊断。

（1）临床上鉴别诊断要点：①除有尿频、尿急、尿痛及排尿不适外，有明确的腰痛和下腹部痛，脊肋角及输尿管点压痛，肾区压痛和叩痛者多为肾盂肾炎。②有全身感染症状，如寒战、发热（体温＞38℃）、头痛、恶心、呕吐、食欲不振等症状者多为肾盂肾炎。③有多次尿路感染史及复杂性尿路感染者多为肾盂肾炎。④致病菌为变形杆菌等少见致病菌者多为肾盂肾炎。⑤经治疗后症状已消失，但在停药后又复发者，或单剂或短疗程治疗失败者多为肾盂肾炎。⑥经治疗后仍留有肾功能不全表现，能排除其他原因所致者；或X线肾盂造影有异常改变者为肾盂肾炎。

（2）实验室鉴别诊断要点：①尿常规检查除有脓细胞、红细胞外常常伴有少量蛋白尿（微量～＋）及白细胞管型者多为肾盂肾炎。②伴有外周血白细胞计数升高，血沉增快者多为肾盂肾炎。③输尿管导管法及膀胱冲洗后尿培养结果阳性者多为肾盂肾炎；阴性者多为膀胱炎。④尿中抗体包裹细菌阳性者多为肾盂肾炎；阴性者多为膀胱炎。⑤血清抗体滴定度高者多为肾盂肾炎。

108. 糖尿病患者患急性肾盂肾炎有哪些临床表现？

糖尿病患者患有急性肾盂肾炎时，除有发热、寒战、腰痛等全身感染症状和尿频、尿急、尿痛、尿灼热感等膀胱刺激症状外，13％患者有明显膀胱功能障碍，表现为容量增加，排尿频率减少，称“无痛性膀胱内尿潴留”。部分患者产生气尿，这是由于膀胱中细菌作用于葡萄糖产生气体所致。

209. 急性和慢性肾盂肾炎是以病史时间的长短来划分的吗？

有些临床医生按病史长短（超过半年或1年）来划分急性、慢性肾盂肾炎是不对的。不少反复多次再发的非复杂性尿路感染多年以后，仍不会发展为慢性肾盂肾炎，故不能用病史长短来划分急性或慢性肾盂肾炎。

210. 慢性肾盂肾炎有何临床表现？

慢性肾盂肾炎临床表现复杂，仅半数患者有典型急性肾盂肾炎发作史，起病可隐匿或不典型。多数病人有反复发作的尿路刺激症状，菌尿可为持续性或间歇性。部分患者既无全身症状，又无明显尿路刺激症状。有些患者面色憔悴、倦怠、食欲减退、低热及体重减轻，后期可出现贫血，易被忽视或误诊。临床常见有以下几种类型：

（1）反复发作型：为典型慢性肾盂肾炎，患者经常反复发生尿路刺激症状，肾盂肾炎伴有膀胱炎时可出现尿频、尿急、尿痛。有全身症状，为非特异性症状，包括畏寒，发热，体温在38℃～40℃之间，疲乏无力，食欲减退；肾区钝痛、叩击痛、压痛及各段输尿管压痛，如肾区或脊肋角叩击痛并有4个压痛点，即脊肋点（脊柱与第12肋的交角）、季肋点（季肋下与锁骨中线交叉点）、上输尿管点（腹直肌外缘脐平处）及中输尿管点（髂间线与耻骨结节的垂直线交叉点）。实验室检查：①尿常规检查：尿白蛋白多为±～+，尿沉渣镜检白细胞≥10个/高倍视野。②尿亚硝酸盐试验阳性。③清洁中段尿细菌培养，菌落数$\geq 10^5$/毫升，或膀胱穿刺尿液细菌培养阳性。诊断多无困难。

（2）长期低热型：无尿路刺激症状，仅有低热、头昏、疲乏无力、体重减轻及食欲减退等一般症状，易误诊为神经性低热、结核病或其他慢性感染性疾病。

(3)血尿型：少数患者以反复发作血尿为特征，尿色暗红而混浊，多伴有腰背酸痛或有轻度尿路刺激症状。血尿可自行缓解。

(4)无症状细菌尿：既无全身症状又无尿路刺激症状，而尿中有多量细菌，少量白细胞，偶见管型。此型多见于妊娠妇女及女孩。

(5)高血压型：既往有尿路感染病史，但主要临床表现是以头昏、头痛及疲乏为特征的高血压症状。或偶尔检查发现有高血压，而无尿路刺激症状，可有间歇性菌尿或无菌尿。此型极易误诊为高血压病。

211. 肾小管性酸中毒是慢性肾盂肾炎的临床表现之一吗？

慢性肾盂肾炎患者可发生肾小管性酸中毒。由于慢性肾盂肾炎病变主要在肾髓质和乳头部，故肾小管的功能严重受损，特别是髓襻和集合管，在血尿素氮升高之前常有多尿症状（为肾脏浓缩功能障碍），并可出现尿中丢失钠或钾过多（称失盐性肾炎，失钾性肾炎），有些患者可有尿酸化障碍，而致继发肾小管性酸中毒。

212. 如何诊断慢性肾盂肾炎？

不能根据病程的长短来判断急、慢性肾盂肾炎。目前认为有尿路复杂情况时，慢性肾盂肾炎较常见；无尿路复杂情况者，则极少见。对慢性肾盂肾炎的病理诊断标准有所修改。其病理诊断标准为：除慢性间质性肾炎改变外，还有肾盏、肾盂炎症、纤维化及变形，且在病史或细菌学上有尿路感染证据。

慢性肾盂肾炎分型：①伴有反流的慢性肾盂肾炎。②伴有阻塞的慢性肾盂肾炎。③特发性慢性肾盂肾炎。故慢性肾盂肾炎的诊断，有赖于尸解、典型病理表现或X线静脉肾盂造影的特殊征象，即局灶的粗糙的皮质瘢痕，伴有肾乳头收缩和肾盏扩张和变钝。瘢痕常见于肾上、下极。

213. 何谓慢性非活动性肾盂肾炎？

慢性非活动性肾盂肾炎是指曾多次发生过的急性肾盂肾炎，尿路梗阻或膀胱输尿管反流已消除，肾内遗留有无菌性瘢痕。如果肾组织破坏范围较小，肾功能基本正常，一般不会发展为终末期肾病的一类肾盂肾炎。

214. 什么是特发性慢性肾盂肾炎？

慢性肾盂肾炎多发生于复杂性尿路感染的患者，非复杂性尿路感染一般很少发展为慢性肾盂肾炎。特发性慢性肾盂肾炎是指非复杂性尿路感染发展形成的慢性肾盂肾炎。特发性肾盂肾炎甚为少见。其病因为细菌感染肾脏引起的慢性炎症，病变主要侵犯肾间质和肾盂、肾盏组织。由于炎症的持续进行或反复发生导致肾间质、肾盂、肾盏的损害，瘢痕形成，以至肾萎缩和功能障碍，并以肾小管功能障碍较肾小球明显为其特点。

215. 慢性肾盂肾炎是导致肾功能不全的重要原因吗？

慢性肾盂肾炎常伴有肾功能障碍，早期主要是肾小管功能减退，而出现肾性糖尿，肾小管浓缩功能障碍，出现丢失钠、钾过多，以及尿酸化障碍而出现高血氯性酸中毒；晚期则肾小球功能亦发生障碍，肾小球滤过率降低，血尿素氮升高，肌酐清除率下降，最后可导致尿毒症。故尿路感染常常成为加剧尿毒症的因素。

216. 怎样减少误诊慢性肾盂肾炎？

慢性肾盂肾炎的病程漫长而隐蔽，大部分时间可没有明显的尿路感染症状，常表现为间歇性无症状细菌尿，和间歇性尿急、尿频等下尿路感染症状，或间歇性低热。减少误诊的措施：

(1)提高对尿路感染的认识：重视详细地询问病史，仔细地查体，并进行必要的检查，又不忽略对特殊检查的取证分析。

(2)注重尿液的异常改变：尿液检查对本病的诊断具有决定性的意义。

(3)鉴别上尿路感染及下尿路感染：见本书第188问。

(4)鉴别急、慢性肾盂肾炎：①尿路感染病史在1年以上，经抗菌治疗效果不佳，多次尿细菌定量培养均阴性或频繁复发者，多为慢性肾盂肾炎。②经治疗症状消失后，仍有肾小管功能(尿浓缩功能等)减退，能排除其他原因所致者，为慢性肾盂肾炎。③X线造影证实有肾盂肾盏变形，肾影不规则甚至缩小者为慢性肾盂肾炎。

217. 为什么糖尿病患者会发生坏死性肾乳头炎？

糖尿病坏死性肾乳头炎发病率高。主要因素是血管病变和严重感染。肾大血管和微血管病变导致肾循环障碍、缺血、组织缺氧。肾乳头坏死通常继发于严重感染，感染引起组织水肿和血管壁炎症，进而产生肾乳头坏死。相反，感染可发生于坏死基础上和尿路梗阻以后，造成恶性循环。

218. 肾乳头坏死有哪些临床表现？

根据肾乳头坏死起病的急缓分为急性和慢性两型。

(1)急性肾乳头坏死：多并发于重型急性肾盂肾炎或慢性肾盂肾炎的急性发作，也可并发于老年人糖尿病或尿路梗阻合并感染患者。临床表现为突然寒战、高热、明显肉眼血尿、腰痛、腹痛、膀胱刺激症状，甚至出现感染性休克。坏死乳头组织脱落或血块通过输尿管时引起肾绞痛、血尿。如大量血尿不止，可出现失血性休克。如严重双侧广泛性肾乳头坏死，可因肾组织迅速破坏和脱落的坏死组织阻塞，引起急性少尿性肾功能衰竭。有明显肾区压痛及叩击痛，血白细胞及中性粒细胞明显增高，尿沉渣大量红细胞及脓细胞，尿菌培养阳性。病情迅速发展，预后极差，患者多死于败血症或急性肾功能衰竭。

(2)慢性肾乳头坏死：多发生于长期服用镇静剂的患者。起病隐袭，初期无明显症状，或与慢性肾盂肾炎表现相似，呈反复发作性。患者可出现肾小管功能障碍表现，如多尿、夜尿、肾小管性酸中毒等。后期可出现肾功能不全，贫血，血尿素氮、肌酐升高，甚至出现尿毒症。尿沉渣可见血尿、脓尿、少量蛋白尿，尿菌培养阴性或阳性。如坏死乳头脱落可引起肉眼血尿及肾绞痛。

219. 临床上如何诊断肾乳头坏死？

肾乳头坏死临床诊断比较困难。有以下情况应考虑肾乳头坏死：

(1)糖尿病伴有严重的肾盂肾炎，治疗效果不佳，肾功能进行性恶化者。

（2）重型急性肾盂肾炎或慢性肾盂肾炎急性发作，以肉眼血尿为主，对治疗反应差，肾功能日趋恶化者。

（3）梗阻性肾病和突然发生尿路感染症状。

（4）糖尿病患者使用甲磺丁脲或长期使用非那西丁等镇痛药在短时间内产生了尿毒症。

（5）血尿及肾绞痛，尿中有坏死组织排出者。

确诊肾乳头坏死有两条：一是尿中找到脱落的肾乳头坏死组织，病理检查证实。二是静脉肾盂造影显示肾乳头坏死的影像，早期可见肾小盏边缘模糊，有微小腐蚀，以后可见窦道状、弓状或环状阴影；如肾乳头坏死组织脱落或被吸收，可见杵状或斑点状阴影。坏死组织脱落后停留在肾盂内，则可见肾盂内有充盈缺损；如坏死的乳头钙化，可在乳头或肾髓质区见到钙化影。

220. 老年人尿路感染有何临床特点？

老年人尿路感染时，临床表现不典型。由于感觉迟钝及表达能力差，常无尿路刺激症状，部分患者因平时即有尿失禁、遗尿、夜尿多或前列腺肥大所致的尿频，易与尿路刺激征相混淆，不易被发现。大部分老年尿路感染患者临床表现为肾外的非特异症状，如发热、下腹不适、腰骶部酸痛、食欲减退等；有些老年人仅表现为乏力、头晕或意识恍惚。因此，仅根据临床表现来判断老年人有无尿路感染极易误诊或漏诊。此外，老年人尿路感染时易并发菌血症、败血症及感染中毒性休克，应引起警惕。老年人尿路感染多数为慢性顽固性感染，复发率及重新感染率较高。

221. 肾盂肾炎有哪些严重并发症?

重症肾盂肾炎患者经治疗后仍有持续高热和血白细胞显著增高,应警惕并发症的出现。尿路感染的严重并发症主要有:

(1)肾乳头坏死:常发生于严重肾盂肾炎伴有糖尿病或尿路梗阻时。可并发革兰阴性细菌败血症,或导致急性肾功能衰竭。

(2)肾周围脓肿:常由严重肾盂肾炎直接发展而来,致病菌多是革兰阴性杆菌,特别是大肠杆菌。患者多有糖尿病、尿路结石等不利因素。其临床表现为除原有肾盂肾炎症状加剧外,常出现明显的单侧腰痛和压痛,有个别患者可在腹部触到肿块。患者向健侧弯腰时,可使疼痛加剧。X线腹部平片、肾盂造影和肾断层摄影有助于诊断。

(3)感染性结石:常见于变形杆菌感染,结石多为双侧性,结石的小裂内常藏有致病菌。因抗生素不易到达该处,易导致尿路感染治疗失败。感染加上尿路梗阻,可导致肾实质较快破坏。

(4)革兰阴性杆菌败血症:多发生于急性尿路感染,特别是使用膀胱镜检查或使用导尿管后。严重的复杂性尿路感染,特别是并发急性肾乳头坏死者也易发生革兰阴性杆菌败血症。偶可见于非复杂性肾盂肾炎。

222. 诊断老年人尿路感染应注意哪些问题?

对老年人尿路感染的诊断同成年人相同。但有几点应注意:

(1)尿常规检查与临床表现不一致,部分尿路感染患者可无白细胞尿；而部分患者可因前列腺病变或生殖道粘膜病变出现白细胞尿而并无尿路感染存在，故尿沉渣镜检仅可作为辅助诊断的条件。

(2)老年人多数表现为无症状性菌尿，有效的细菌学检查是确诊尿路感染的关键。但是，尿路梗阻、尿失禁或尿频、长期使用抗生素以及标本留取不当等都可影响细菌学检查的结果，应注意排除。对于老年尿路感染患者应强调连续多次细菌培养，并应于治疗过程中追踪观察，必要时做特殊培养，可使检出率提高。

(3)由于老年人常有尿路梗阻因素而造成尿路感染难治、易复发，故对老年人尿路感染应常规进行有关的泌尿科检查及B型超声检查。

223. 妊娠期发生尿路感染会导致哪些不良后果？

妊娠期无症状细菌尿是指尿中存在细菌而无急性尿路感染之表现，有2%～10%的孕妇在第一次产前检查时可发现细菌尿，其中约40%显示尿浓缩功能减退。在孕妇中急性肾盂肾炎的发病率为1%～2%，一般发生在妊娠6个月之后，临床表现有寒战、发热、尿路刺激征、腰痛、白细胞尿等，大致与非孕期的肾盂肾炎相似。妊娠期急性肾盂肾炎有时很严重，可引起毒血症(包括发生休克)，成人呼吸窘迫综合征和肝脏、血液方面的异常，亦可影响胎儿发育，发生先天异常，早产或死胎。其次，急性肾盂肾炎在非妊娠妇女一般不影响肾功能，但在妊娠期可引起明显的一过性肾小球滤过率下降。

224. 产后尿路感染有何临床特点及与哪些因素有关？

产后无症状细菌尿的发生率，在刚刚分娩后为17%，但3

日后很快降至4%。分娩过程(包括使用导尿管)引起的细菌尿大多数能自然痊愈,处理可不同于妊娠期无症状细菌尿,不必作预防性抗感染治疗。产后尿路感染一方面与分娩、手术、导尿或不注意卫生有关,另一方面与产后身体虚弱、守护婴儿劳累和产褥期性生活有关。有统计,孕妇无症状细菌尿在分娩后有25%～30%将发生症状性尿路感染,而正常孕妇产后尿路感染的发生率仅5%。如果在产前对无症状细菌尿作相应的治疗,其发病率可降低。

225. 小儿尿路感染有何特点?

新生儿尿路感染发生率男∶女可达8∶1,至2岁时男∶女为2∶1,以后女孩尿路感染多于男孩。新生儿和婴儿时期男性包皮囊内污染多于女性阴部污染,所以男性尿路感染多于女性。有统计,小儿11岁以前发生有症状的尿路感染男性为1%,女性3%。

小儿尿路感染应注意有无反流,排尿性膀胱尿路造影可以发现膀胱输尿管反流。婴幼儿尿路感染可导致肾发育障碍和肾瘢痕,造成永久性的肾实质损害,后果远较成人严重。据统计,小儿有症状尿路感染中,约1/3有肾瘢痕形成,多发生在5岁以前,而其中约半数存在膀胱输尿管反流,以后即使已无菌尿,这些损害也会随着年龄增长而加重,可发展成慢性萎缩性肾盂肾炎,甚至发生肾功能衰竭。所以对小儿尿路感染应予以重视。

226. 对于反复发作尿路感染应如何进一步诊断?

尿路感染复发,常见于肾盂肾炎,特别是复杂性肾盂肾炎。应查明复发原因,进一步明确诊断。

(1)尿流不畅,多由尿路解剖上或功能上梗阻引起。纠正引起尿流不畅等易感因素是治疗的根本,否则尿路感染不易治愈。

(2)对于反复发作尿路感染患者,应重视尿液L型细菌培养,应在普通培养阴性的基础上加作尿液L型细菌的培养;尿液L型细菌培养应作为常规检查项目。

(3)抗菌药物选择不当或剂量、疗程不足。有些患者尿路感染复发的致病菌是变形杆菌、粪链球菌或绿脓杆菌等少见细菌,对这些患者应按药敏试验结果选择使用抗菌药,而且用较大剂量,疗程至少6周。

227. 为什么会产生L型细菌?

L型细菌的形成与以下因素有关:

(1)长期大量应用作用于细菌细胞壁的抗生素。

(2)机体内补体、抗体的作用,内分泌的变化以及尿素都能诱导L型细菌的产生。反复发作性尿路感染患者大都有长期使用抗生素史;而尿液对于常见的尿路革兰阴性菌是良好的培养基,在尿液中尿素、抗体以及体内的白细胞、溶菌酶、补体及抗生素的共同作用下,可使细菌细胞壁形成障碍,成为细胞壁缺陷细菌。由于L型细菌需在高渗环境中生长,而肾髓质内的高渗环境有利于L型细菌的长期存活,L型细菌具有反祖的特征,这是疾病迁延不愈,反复发作的原因之一。故尿液L型细菌培养可以协助临床早期确诊。

228. 尿路感染有哪些严重并发症?

尿路感染的严重并发症同肾盂肾炎,参见本书第221问。

229. 什么是梗阻性肾病?

梗阻性肾病是指尿路梗阻引起排尿障碍,梗阻上方压力增高,导致尿液逆流入肾内,产生肾实质损害及肾功能障碍。它是急性或慢性肾功能衰竭的常见原因之一,也是难治性或反复发作的尿路感染常见的诱发因素。泌尿系是尿形成和排泄的器官。从肾小管开始,肾盏、肾盂、输尿管、膀胱、尿道都是管道,所以整个泌尿系基本上是一个管道系统。管道通畅才能保证泌尿系的正常功能。在泌尿系的内外有许多病变都可能引起管腔的梗阻,临床上称之为尿路梗阻。这些尿路梗阻性病变,最终都导致肾积水。梗阻性肾病一般不是一个独立的原发病,但在临床上它却有重要意义,因为许多疾病本身并不严重,而由这些疾病引起的梗阻性肾病却能造成严重后果。许多疾病与梗阻可互为因果,如感染和结石可引起梗阻,而梗阻又可以是感染和结石的诱因,这三者关系密切,相互影响。尿路梗阻的原因多数可以消除,若不消除而持续下去,则可导致不可逆性肾功能损害和肾实质破坏。因此,早期诊断和及时治疗,对恢复和保存肾功能,防止发展为终末期肾衰竭具有非常重要的意义。

230. 肾绞痛是尿路梗阻重要的临床表现吗?

肾绞痛是尿路梗阻常见的症状。梗阻引起的疼痛开始常为隐痛,以后转为持续性疼痛,逐渐增强,一般在发作几小时内即缓解,但严重者可昼夜不止。肾绞痛系由于泌尿系管道阻塞时,梗阻以上的管腔内压力增高,管道扩张,急剧的管道膨胀引起的疼痛。梗阻后管道剧烈的蠕动波可加重疼痛的程度,疼痛的程度与发病缓急密切相关,如输尿管结石发病急,疼痛剧烈；反之输尿管肿瘤病变逐渐进展，疼痛较轻，甚至无明显疼痛。肾绞痛可伴有恶心呕吐、肠麻痹等消化道症状。但应注意的是，任何部位的梗阻，包括完全性的梗阻都可能是无痛的。

231. 梗阻性肾病会出现排尿异常和尿量改变吗？

梗阻性肾病分上尿路梗阻和下尿路梗阻。梗阻性肾病出现排尿异常和尿量改变常见于下尿路梗阻。常见的疾病为尿道狭窄和前列腺增生。临床表现为排尿困难，常有排尿费力，尿线细、间断，排尿后滴尿，夜尿增多等症状。由于梗阻使膀胱不能排空，所以出现肾盂积水，以至尿频、尿急、尿潴留、尿失禁。在排尿时感腰部胀痛，提示膀胱尿向输尿管和肾盂反流。尿路梗阻的另一个临床特点是尿量改变，尿量时多时少，特别在输尿管梗阻时多见。突然出现急性无尿、肾功能衰竭往往是双肾完全性梗阻。

232. 梗阻性肾病有哪些临床症状及体征？

(1)下尿路症状及体征：尿道狭窄、前列腺肥大、神经源性膀胱或膀胱肿瘤侵及膀胱颈区，常表现为尿流细、尿急、尿频、排尿停顿、排尿费力、排尿后滴尿、夜尿增多等下尿路症状；排尿灼热感和尿液混浊提示合并感染。随梗阻的急、慢和程度不同，可出现急、慢性尿潴留或假性尿失禁。排尿时自觉腰痛，提示膀胱尿向输尿管和肾盂反流。下尿路梗阻时尿流率＜10毫升/秒。梗阻究竟是否尿道狭窄、前列腺肥大或神经源性膀胱，可通过检查确诊，如前尿道狭窄局部可触及尿道的硬化瘢痕区。肛门直肠指诊可发现前列腺肥大或前列腺癌。下神经源性膀胱患者，会阴部皮肤感觉消失，肛门括约肌松弛。

(2)上尿路症状及体征:输尿管结石移动,表现为典型肾绞痛和血尿。合并感染时,排尿烧灼感、尿液混浊、寒战、发热及胃肠道症状。必须注意,当梗阻为不完全性时可无症状,如先天性肾盂输尿管连接部畸形所引起的肾积水,平时无症状,直至上腹部出现包块,患者才就诊。体征:有时可触及肾积液包块,合并感染时,肾区叩痛明显;因恶性肿瘤转移压迫输尿管,有时可触及腹部肿块,阴道检查可帮助发现子宫颈癌。

(3)全身症状:双侧梗阻性病变造成肾功能不全者,可出现食欲减退、恶心、呕吐、体重减轻、面色苍白、高血压等肾功能不全症状。肾肿瘤、肾囊肿、多囊肾或肾积水可出现红细胞增多症,在解除肾积水后,红细胞计数恢复正常。其原因可能与肾产生促红细胞生成素增多有关。

233. 诊断梗阻性肾病应注意哪些情况?

梗阻性肾病的诊断应包括梗阻的病因和部位,以及肾功能损害的程度。检查时应注意有无尿毒症引起的全身性症状及体征,如贫血、皮肤灰暗、恶心呕吐、呼吸深、高血压、出血倾向等;注意检查肾脏是否增大、肾区有无压痛和叩痛、腰肌有无刺激症状。应认真检查腹部,尤应注意腹膜后和盆腔内有无肿瘤或炎性浸润,膀胱是否充胀;小儿腹部肿物疑为肾积水时,可作透光试验以与肿瘤鉴别。有排尿困难者,应观察排尿情况,并检查包皮口、尿道口有无狭窄,尿道有无硬结,前列腺是否增大,并检查会阴知觉和肛门括约肌张力。糖尿病患者应排除神经源性膀胱功能障碍。女性患者必要时应检查生殖系有无病变。

234. 梗阻性肾病实验室检查有哪些发现？

慢性尿路感染或双侧性肾积水引起的尿毒症，常出现贫血；血白细胞升高提示有活动性感染。尿内可有大量蛋白或管型，血尿常见于膀胱肿瘤、尿路结石；脓细胞尿表示合并尿路感染，应作清洁中段尿培养或膀胱穿刺尿培养。肾功能不全时血肌酐、尿素氮升高。

235. 梗阻性肾病特殊检查有什么改变？

(1)X 线检查：腹部平片可帮助发现肾、输尿管结石，了解肾影大小；先天性脊柱裂提示神经源性膀胱。静脉肾盂造影可见由于肾积水所致扩大的肾盂；有下尿路梗阻者，应等待膀胱充盈后作排尿性膀胱尿道造影，可显出病变。

(2)超声波检查：可帮助了解肾积水程度和保留的肾实质厚度，间接了解肾脏的潜在功能。

(3)肾图检查：可发现梗阻的存在，定期复查有助于了解梗阻是否减轻或加重。应注意，在肾功能很差时，不宜选用核素检查。

(4)膀胱镜检查：可直接了解下尿路病变情况。静脉肾盂造影不满意者，可通过膀胱镜作逆行插管造影，帮助发现病变和作分侧肾功能试验。此外，尿道探子检查有助于了解尿道狭窄的位置和膀胱结石的存在；膀胱造影可发现膀胱尿道病变和膀胱输尿管反流。

236. 肾积水会产生哪些后果？

正常肾盏和肾盂各含有 5 毫升～10 毫升尿液，当尿路梗阻持续存在时，梗阻上部尿路扩张。输尿管扩张称为输尿管积水，肾盂肾盏系统扩张伴肾实质萎缩者称为肾积水。严重肾积水时该肾明显肿大，触诊可摸及巨大肾脏。肾盂及肾盏显著扩张，可容纳大量尿液。肾脏病理可见肾小管萎缩及坏死，髓质几乎完全破坏，皮质变薄而成为硬化环。间质成纤维细胞增殖，单核细胞浸润。急性完全性梗阻，尤其是儿童，肾实质可迅速萎缩而成固缩肾；肾盂和肾盏轻度扩张。这些后果，应引起足够重视。

237. 为什么膀胱及其以下部位的尿路梗阻极易继发感染？

膀胱及其以下部位的尿路梗阻极易继发感染，是因为：

(1)膀胱内残余尿量增多，膀胱防御功能障碍，细菌在膀胱内易滋生。

(2)膀胱输尿管反流及肾盏肾小管反流的存在，易引起肾盂肾炎，使肾髓质严重受损。上尿路梗阻发生感染的机会就少得多。

应该注意的是，在临床上尿路感染可能是梗阻性肾病的惟一表现，梗阻亦可能是反复尿路感染和难以治愈的原因，而感染又能加剧梗阻所造成的病理损害。梗阻合并感染常有寒战、高热，甚至中毒性休克，如不及时诊治，严重者可导致死亡。梗阻合并急性感染时，肾周围感染的症状非常明显。梗阻性肾病合并慢性感染，尿内有变形杆菌等尿素分解细菌时，易形成磷酸镁铵结石。急性或长时间的双侧肾积水，可出现肾功能不全，甚至发生尿毒症。

238. 什么是反流性肾病？

反流性肾病是由于膀胱输尿管反流和肾内反流导致的肾

实质病变和肾功能损害。如不及时治疗和纠正，可发展为终末期肾衰。反流性肾病是尿毒症的常见病因之一。膀胱输尿管反流在非梗阻性肾盂肾炎的发病机制中起非常重要作用，膀胱输尿管反流引起的肾损害称为反流性肾病。

239. 反流性肾病的发病率在成人与儿童有何不同?

在无尿路感染的健康儿童中膀胱输尿管反流发病率为0.4%～1.8%，在尿路感染儿童中膀胱输尿管反流发病率为27%～55%不等。1岁以下的尿路感染婴儿有49%存在膀胱输尿管反流，12岁以内尿路感染的儿童有26%存在膀胱输尿管反流。而在尿路感染成人患者中，有膀胱输尿管反流者仅占4.4%。中山医科大学附属医院对56例尿路感染患者进行检查，发现有反流性肾病者占42.9%，与国外报道相近。

240. 反流性肾病有哪些最常见的临床表现?

(1)反复发作的尿路感染。新生儿尿路感染常表现为发热和生长发育缓慢;较大年龄病孩和成人常有尿急、尿痛、尿频等尿路刺激症状，严重者可表现为典型的急性肾盂肾炎。

(2)夜尿多、多尿和浓缩尿渗透压降低。

(3)蛋白尿可为首发症状，患者发生肾功能恶化的危险性大;蛋白尿也可在严重瘢痕形成数年后才出现。

(4)高血压是肾内反流患者后期常见并发症，也是儿童恶性高血压的最常见病因。

(5)其他临床表现有反复发热、腰痛、尿路结石、遗尿、肾功能衰竭及镜下血尿和肉眼血尿等。

241. 反流性肾病患者出现蛋白尿说明什么?

反流性肾病患者早期有少量蛋白尿,为肾小管性低分子量蛋白尿,常<1克/日。当发生局灶性肾小球硬化时,尿蛋白增加,出现以白蛋白尿为主的蛋白尿,甚至是高分子量蛋白尿,尿蛋白量常>2克/日,个别患者尿蛋白量超过肾病综合征,甚至>12克/日。蛋白尿是估计反流性肾病预后的最重要因素。蛋白尿可为反流性肾病的首发症状,这些患者发生肾功能恶化的危险性大。蛋白尿亦可在严重瘢痕形成数年后才出现,然后蛋白尿渐增加。蛋白尿的出现提示反流性肾病已导致进行性肾小球病变,为预后不良的指征,且及时手术后膀胱输尿管反流消失,肾功能仍然继续恶化。

242. 为什么儿童恶性高血压应注意检查肾功能?

反流性肾病患者后期常伴有高血压,亦是儿童恶性高血压的最常见病因。约20%儿童及青年反流性肾病患者出现高血压,随肾瘢痕进展,出现高血压的危险性增大。所以对患有恶性高血压的儿童应进行肾功能检查。

243. 反流性肾病患者在妊娠时会有哪些改变?

反流性肾病患者妊娠可致肾功能迅速恶化,尤其是在妊娠前已有高血压或蛋白尿的患者(特别是血肌酐>200微摩/升或>2.3毫克/分升)。如反流性肾病患者在妊娠时血肌酐<200微摩/升,对肾功能无明显影响。

244. 如何诊断反流性肾病?

反流性肾病的诊断标准:

(1)反复发作的尿路感染史。

(2)排尿性膀胱造影见到膀胱输尿管反流(成人往往不存在)。

(3)肾盂、肾盏扩张及变形,肾盏处有时可见放线状造影剂阴影,肾皮质变薄。

(4)肾体积缩小。

(5)临床具有小管间质性肾炎的特征。

(6)高血压及蛋白尿。

245. 什么是反流性肾病分级的金指标?

排尿性膀胱尿路造影是反流性肾病的检测及分级的金指标。根据国际反流研究委员会提议的分级标准将反流性肾病分为以下5级:

Ⅰ级:尿液反流只达到输尿管。

Ⅱ级:尿液向上反流到输尿管、肾盂及肾盏,但无扩张,肾盂穹隆正常。

Ⅲ级:输尿管轻度或中度扩张或扭曲,肾盂轻度或中度扩张,但无(或)有轻度穹隆变钝。

Ⅳ级:输尿管中度扩张和扭曲,肾盂中度扩张,穹隆锐角完全消失,但大部分肾盏尚保持乳头压痕。

Ⅴ级:输尿管严重扩张及扭曲,肾盂肾盏严重扩张,大部分肾盏不能看见乳头压痕。

246. 什么是黄色肉芽肿性肾盂肾炎?

黄色肉芽肿性肾盂肾炎是慢性细菌性肾盂肾炎的一种类型,其病理表现分3期:Ⅰ期,病变局限在肾内,称为肾内期;Ⅱ期,病变累及肾内、肾包膜,称为肾周围期;Ⅲ期,病变累及肾、肾周围脂肪和腹膜后，称为肾外期。在疾病初期为炎症增殖组织，并有大量黄色瘤细胞，内含胆固醇及脂质，呈泡沫状细胞，与肾癌细胞相似；同时伴有大块肾组织坏死或肾周围组织坏死。后期发生纤维化，肾脏与周围组织形成广泛粘连，很像恶性肿瘤。其病因与细菌感染有关，但发病机制尚不清楚。

黄色肉芽肿性肾盂肾炎不常见，至今世界上仅报道300多例，但近年来有增多趋势，可发生在任何年龄，最常见于50～70岁，女多于男。由于临床表现与新生物或其他慢性肾实质炎性疾病相似，诊断较为困难。

247. 黄色肉芽肿性肾盂肾炎有何临床表现？

黄色肉芽肿性肾盂肾炎有复杂的症状和体征：

(1)疲乏无力，食欲减退，长期低热，体重减轻及贫血等。

(2)腰痛，肾区可扪及肿块，伴有压痛，易误诊为恶性肿瘤。

(3)尿频、尿急、尿痛、脓尿、血尿及菌尿等肾盂肾炎的表现。

(4)部分患者有肝肿大，肝功能异常，有时出现黄疸，成为肾源性肝功能不良综合征。

248. 如何诊断黄色肉芽肿性肾盂肾炎？

黄色肉芽肿性肾盂肾炎临床诊断很困难。临床上无特异性症状及体征，常误诊为肾或腹膜后肿瘤、肾积水、慢性结石性肾盂肾炎、肾脓肿及肾结核。故应提高警惕，对于慢性尿路感染病史以及X线发现某些可疑性改变者，应考虑黄色肉芽肿性肾盂肾炎的可能。X线的特征性改变包括单侧肾肿大，静脉肾盂造影显示无功能肾、肾或输尿管结石；血管造影显示无血管肿块或病变区血管减少，均对诊断有帮助。CT 或磁共振能帮助确诊。

249. 哪些人群易患肾结核？

肾结核发病年龄与肺结核相似，20～40 岁患者最多，占 66.3%。男性比女性多一倍左右，据统计，男性占 62.4%，女性占 37.6%。儿童和老年人发病率较少，儿童发病大部分在 10 岁以上，婴幼儿罕见。由于肾结核多见于青壮年，因此对劳动力损害较大。肾外结核的广泛药物治疗，使尿路结核发病率的潜伏期延长，临床上肾结核约 90%为单侧病变，10%为双侧病变。

250. 早期肾结核有典型的临床表现吗？

早期肾结核病变局限在肾皮质时，并不引起临床症状，多数患者局限病变可自行愈合。但是，尿液检查可以发现结核杆菌。对肺结核或骨关节结核患者进行尿检查时，可能发现这一类肾结核病人。在这个阶段惟一的发现是尿内有结核杆菌而无其他检查异常，患者亦无症状，泌尿系造影也不能发现任何改变。

251. 肾结核有哪些临床表现？

肾结核的临床表现多种多样，可无明显临床表现，可出现膀胱炎症状，也可能出现无痛性血尿，还可能出现慢性尿路感染症状和肾功能衰竭。早期肾结核病变仅在肾实质内，常无明显症状。病灶向肾盂穿破后，可出现血尿和脓尿，继之累及膀胱，可出现尿频、尿急、尿痛。在一些较严重的肾结核或有肾盂积水或积脓时，可出现腰痛。据统计肾结核患者有尿频、尿急、尿痛者占78%，有肉眼血尿者占68%，多数病例兼有两者，仅少数病例没有这两类症状。但随着卫生保健防痨工作水平的提高，具典型症状的患者所占的比例正在日益下降。在较重的活动性病例，可出现低热、盗汗、消瘦、乏力、食欲减退以至尿毒症等症状。到晚期，可发生严重肾盂积液或积脓，于腰部可触到肿块。

252. 临床上有哪些线索可支持肾结核诊断？

(1)经久不愈的慢性膀胱刺激征，一般抗炎药物治疗无效，且进行性加剧。

(2)酸性脓尿，普通培养无细菌生长者。酸性尿是肾结核的特征，从早期的病理型肾结核开始直至泌尿系结核痊愈前，尿均为酸性。可能与干酪样坏死有关。

(3)有肾外结核灶，尿内有红细胞及白细胞。生殖系，如前列腺、附睾、精囊等结核存在，阴囊有慢性不愈的窦道时应疑有肾结核。

253. 什么是肾结核最常见的症状？

尿频是肾结核的最常见、最早发生、进行性加重、消退最晚的症状，同时伴有尿急。肾盏结核病变破溃时，病变物质或脓血刺激膀胱，引起尿频，排尿次数从正常每日四五次增加到十余次。当引起膀胱结核病变，形成溃疡时，尿频加剧，每小时排尿数次同时伴有尿滴和尿急现象。膀胱挛缩时，每日排尿百余次甚至出现尿失禁。结核性脓尿刺激尿道，在排尿终末时，尿道烧灼样痛。当尿道发生糜烂或溃疡时，尿痛加重。肾结核的特点是原发病虽在肾脏，却很少有肾本身的症状，几乎全表现在膀胱方面。故凡有尿频、尿急、尿痛等膀胱刺激症状时，除有明显原因外，都应考虑肾结核的可能性。尤其是经抗非特异性感染治疗无好转，合并终末期血尿者，更应以肾结核为初步诊断而进一步检查。

254. 肾结核与慢性肾盂肾炎如何鉴别？

慢性肾盂肾炎以女性为多。膀胱刺激症状长期反复发作，时轻时重，尿中以白细胞为主，常有蛋白尿或管型尿，普通培养细菌阳性，多为大肠杆菌，抗炎治疗有效。而肾结核的膀胱刺激症状多为进行性加重，尿中有红细胞，常无白细胞，尿蛋白少见，无管型，有结核菌而无普通菌，抗炎治疗无效。

应注意的是12%～15%肾结核合并肾盂肾炎，肾结核继发感染时，膀胱刺激症状更重，尿中白细胞增多，且有蛋白尿及管型尿，尿中普通菌培养阳性，抗炎治疗可暂时好转，故容易误诊为肾盂肾炎或尿路感染。但是抗炎治疗始终不能治愈，对长期治疗不愈的肾盂肾炎或尿路感染，应考虑肾结核，并进行尿结核菌学检查。

255. 血尿是肾结核重要症状吗？

血尿是肾结核的重要临床症状之一。肾结核可出现不同情况的血尿，病理型肾结核为无痛性血尿，一般是镜下血尿；肾脏结核性病变出血时常引起全程血尿，全程血尿多数来自肾内被破坏了的血管，可不伴随膀胱刺激症状。出血严重时可因血块通过输尿管而引起绞痛，此种情况较为少见。临床型肾结核尤其是并发膀胱结核时，则出现疼痛性血尿及肉眼血尿；膀胱三角区结核病变破溃出血，多在排尿终了、膀胱收缩时出现，临床称之“终末期血尿”；有时亦可表现为全程血尿，但在排尿终末时加重，亦有只在排尿终了时滴出血性液体；当输尿管被血块暂时阻塞时，可出现间歇性血尿。肾结核的血尿多数在尿频、尿急、尿痛等膀胱刺激症状发生后出现，但偶有以血尿为初发症状者。临床型肾结核，肾盏、膀胱及输尿管干酪样坏死破溃时，则可出现脓尿。

256. 如何早期诊断肾结核？

肾结核的早期诊断有赖于医生对本病的高度警惕，在下述情况时，应注意肾结核的可能性：

(1)持续不明原因的脓尿，但反复作尿培养无普通致病菌者。

(2)不明原因的血尿，特别是兼有脓尿或尿路刺激征的患者，即使已发现有泌尿系结石，仍须注意有无并发肾结核。

(3)尿路感染患者，经恰当的抗菌药物治疗后，仍持续有尿急、尿频等症状或小便常规仍持续异常者。

(4)肾实质内的早期结核病灶，多数没有临床症状，仅有少数患者感腰部疼痛或发现腰部肿物，此时肾多严重破坏，成为结核性肾积脓，并伴发热。故肾结核的早期诊断，不能单纯依靠临床症状，而应重视实验室的检查。反复作尿结核菌的培养是确立早期诊断的关键。

257. 结核性膀胱炎与慢性膀胱炎如何进行鉴别？

结核性膀胱炎与慢性膀胱炎的鉴别：

(1)结核性膀胱炎与慢性膀胱炎都会有血尿，但治疗原则不同，必须认真鉴别。慢性膀胱炎多数为继发，必须认真寻找原发病。男性应按肾结核检查，女性应按慢性肾盂肾炎和肾结核检查。

(2)非特异性膀胱炎常突然发病，并可反复发作，时轻时重。肾结核引起的结核性膀胱炎以尿频开始，持续性加剧，无发作性加剧的表现。

(3)非特异性膀胱炎血尿常与膀胱刺激症状同时发生，而结核性膀胱炎血尿在膀胱刺激症状一段时间后出现，以终末期血尿为特点。

(4)膀胱炎经正规抗生素治疗后仍有尿路刺激症状及脓尿，要考虑结核性膀胱炎，应作尿细菌学检查方可确诊。

258. 晚期肾结核应注意哪些问题？

晚期肾结核患者由于膀胱挛缩，尿频极严重，排尿次数可达数十次及至无法计数，尿呈涓滴出现尿失禁现象。出现双肾结核和肾结核对侧肾积水，可出现消瘦、乏力、潮热、盗汗、食欲不振、恶心呕吐，伴有贫血、水肿等慢性肾功能衰竭症状，亦有突然发生急性无尿者。临床上应注意检查肾功能、水和电解质有无紊乱。并注意全身其他器官有无结核病变。

259. 实验室检查对诊断肾结核有哪些帮助？

(1)尿常规检查：尿检查对肾结核诊断有决定性意义。尿常呈酸性，可有蛋白尿(61%)多为±～+，脓尿(74%)，镜下血尿(68%)。一般肾结核患者脓尿多不严重，且可呈间歇性；有些患者可以间歇性血尿为其惟一临床表现。

(2)尿的细菌学检查：肾结核从发病到痊愈尿中几乎都可以找到结核杆菌。这是肾结核的最大特征，也是诊断肾结核最可靠的依据。50%～70%的病例尿沉淀涂片抗酸染色可检出结核杆菌，清晨第一次尿的检查阳性率最高，但因肾结核的结核杆菌常间断、少量排出，检查应连续进行三次。在结核杆菌检查时，必须注意耻垢杆菌也可被抗酸染色而造成假阳性。尿培养阳性率高，特异性强，但是报告时间长。

(3)聚合酶链反应(PCR)：用于结核菌的检查，即TB-PCR，尿TB-PCR阳性率高达80%～90%，对肾结核的早期诊断与鉴别诊断有帮助，但仍须注意PCR有假阳性与假阴性反应的缺陷。

(4)检测尿中抗结核菌抗体(TB-Ab)：可作为肾结核的辅助诊断手段。

(5)其他检查：可有轻度贫血，血沉增快，C-反应蛋白增高；在肾损害严重患者，血尿素氮、肌酐可升高；患者的高稀释度结核菌素皮试常阳性。

260. 什么是尿路寄生虫病？

尿路寄生虫病主要指丝虫病、滴虫病、阿米巴病、血吸虫病和包虫病等。其中以丝虫病引起的乳糜尿较为常见。

261. 什么是乳糜尿？

乳糜尿是由乳糜池或胸导管阻塞，导致远端淋巴管曲张、破裂而与尿路交通所致。曲张的淋巴管可穿破入肾盏、肾盂、输尿管及膀胱，但多数穿入肾盂。乳糜尿一般呈乳白色或乳酪样，含有脂肪、蛋白质及红、白细胞；若红细胞含量较多，则呈粉红色或肉眼血尿。乳糜尿可呈持续性或间歇性，在过度疲乏时易发作或加重。乳糜凝块堵塞输尿管时可引起绞痛。

262. 有哪些病因、诱因可引发乳糜尿？

乳糜尿的病因可分为寄生虫性和非寄生虫性两大类。在我国绝大多数是由丝虫病所致；极少数病例可因结核、肿瘤、胸腹部创伤或手术、原发性淋巴管疾病(包括先天性畸形)等所致，偶可见于妊娠、肾盂肾炎、肾结核、包虫病、疟疾等。诱发原因多为过度运动、进食脂肪餐等。

原发病因的诊断必须根据病史、查体及实验室检查，进行综合分析才能确定。

(1)患者生活在丝虫流行区或曾到过丝虫流行区，曾有丝虫病急性病史，应考虑丝虫病的可能，应进一步作血及尿微丝蚴检查；必要时可作淋巴结活体组织检查。

(2)患者有结核病史，伴有腹腔结核的临床表现，应考虑腹腔结核所致的乳糜尿。

(3)患者有腹腔、腹膜后、纵隔等部位的原发肿瘤或转移癌，伴有乳糜腹水或胸水，应考虑肿瘤压迫或浸润腹腔淋巴系统或胸导管所致。

(4)若乳糜尿发生在胸、腹部创伤或手术之后，应考虑乳糜尿与创伤或手术损伤胸导管或腹腔淋巴管有关，行淋巴管造影有助于确诊。

(5)若发病于幼年，逐渐出现乳糜尿、乳糜胸水或腹水、子宫乳糜溢出、关节腔乳糜积液、象皮肿及皮下小淋巴管扩张成小囊肿或乳糜溢出等，应考虑原发性淋巴系统疾病，如先天性胸导管畸形、腹部无功能巨大淋巴管畸形或广泛性淋巴管发育不全等，淋巴系统造影有助于诊断。

(6)肾结核、肾盂肾炎、肾结石、肾包虫病、疟疾、高脂血症、妊娠等亦可引起乳糜尿，根据原发病的特征不难诊断。

263. 丝虫病有哪些临床表现？

丝虫病起病时以急性淋巴管炎为多见，好发于四肢，尤其是下肢及腹股沟部淋巴结肿大，炎症沿淋巴管向下扩展，出现红线片状红肿，伴有疼痛及压痛；腹内淋巴结炎则出现剧烈腹痛。患者都有畏寒、发热及肌肉酸痛等全身症状，部分患者出现荨麻疹及哮喘。部分患者发生精索炎、附睾炎及睾丸炎，出现阴囊疼痛，精索增粗变硬，附睾及睾丸肿大、压痛。化验检查发现血中嗜酸粒细胞增多。慢性阶段的症状主要由淋巴管阻塞所致。主要体征为象皮肿、鞘膜积液及局部淋巴管曲张。

264. 滴虫性尿路感染有哪些表现？

滴虫性尿道炎的早期症状很轻，患者有尿道痒感，尿道外口轻度红肿，常常不引起人们注意。尿道分泌物很少，为无色透明的稀薄液体或乳状物，每天早晨起床后可在尿道外口见分泌物附着。在急性期或慢性期，病情较重的患者有明显的尿急、尿频和排尿后尿道抽痛。膀胱受累时耻骨上部有不适感，常有终末血尿，排尿后可有少量乳白色分泌物流出。滴虫性肾盂肾炎时多伴有畏寒、发热、腰痛、脓尿及血尿。部分患者可无全身症状及尿路刺激症状。

265. 如何确诊滴虫性尿路感染？

对于清晨第一次排尿后有少量脓性分泌物，尿路刺激症状明显，而尿细菌培养阴性者，尤其是有滴虫性阴道炎患者，应考虑有本病的可能。应取新鲜尿液标本在显微镜下找滴虫，如未发现滴虫，则应取尿道口分泌物找滴虫，其阳性率较高，可达80%。

266. 尿路阿米巴病有何临床特点？

尿路阿米巴病可有肾周围脓肿、肾脓肿、肾盂肾炎、膀胱炎及尿道炎等不同表现，症状与一般细菌性尿路感染相同。肠膀胱瘘或经尿道上行引起的阿米巴膀胱炎，有尿频、尿急、尿痛以及排尿前后膀胱区痛等症状，同时有肾感染者，可有寒战、高热、腰痛、肾区叩痛等。阿米巴肾脓肿或肾周围脓肿是血行感染或肝、结肠的阿米巴脓肿穿破至肾所致，其主要临床表现有寒战、发热、腰痛、肾区压痛和叩痛、肾区腰肌紧张，并可触及局部肿块。

267. 如何诊断尿路阿米巴病？

患有阿米巴肠病或肝脓肿患者出现尿路感染症状或右季肋区及腰部出现痛性肿块者，均应考虑到尿路阿米巴感染的可能。应取新鲜尿液作阿米巴检查，由于尿中查到阿米巴的机会极少，故应反复检查。肾区超声波、同位素、X线或CT检查有助于阿米巴肾脓肿或肾周围脓肿的诊断。另外，抗阿米巴治疗有效也有助于诊断。

268. 肾包虫病有哪些临床特点？

肾包虫病常为单侧性，起病隐匿，病程可数年或数十年，临床症状初期不明显，常至囊肿巨大时才发现，类似良性肿瘤的表现。晚期可有肾功能不全，若囊肿穿破入肾盂、肾盏，囊液进入膀胱，可出现血尿和膀胱刺激症状，囊肿碎片进入输尿管可有肾绞痛。囊液被吸收可引起变态反应，如荨麻疹、哮喘、发热等，重者出现过敏性休克。

由于本病多数伴有肝包虫病，查体可见肝脏明显肿大，肾区囊性肿物，较大时腹部隆起，重叩时可感到回震。

肾包虫病惟一治疗方法是外科手术切除囊肿。囊肿液外漏时应积极控制变态反应。

269. 诊断肾包虫病应进行哪些检查？

根据病史及肾区肿块，血嗜酸粒细胞增多，应考虑肾包虫病，如并存肝包虫病时，此病的可能性更大。进一步作包虫液皮内试验和补体结合试验，两者阳性率均在90%左右，有助于包虫病诊断。X线检查显示肾区圆形钙化影；同位素、B超或CT检查提示肾脏占位性病变。

270. 真菌性尿路感染有何临床表现？

真菌性尿路感染临床表现多样，可无症状，而仅有脓尿，亦可呈典型尿路感染表现，甚至发生肾功能衰竭。尿路念珠菌病有以下几个类型：

(1)膀胱炎型：女性多见。常继发于细菌性膀胱炎治愈后。主要症状有尿频、尿急、夜尿、尿液混浊或血尿，偶有气尿(因尿中念珠菌对尿中糖的发酵所致)，有时在膀胱内可见大的真菌球。

(2)输尿管梗阻型：由真菌球引起。真菌球移行至输尿管，可发生肾绞痛。若双侧输尿管完全梗阻则出现无尿，肾盂积液等。

(3)肾盂肾炎型：临床表现与细菌性肾盂肾炎相似，可表现为急性或慢性，主要有两种形式：①多发性肾皮质脓肿。②集合管或乳头弥散性真菌浸润，可有乳头坏死。此两种形式可同时出现，尿中常有真菌球。

(4)肾乳头坏死型：临床表现同一般肾乳头坏死，静脉肾盂造影可见多个不规则的小空洞。

如属血源性感染，常易侵犯肾、肺、心、脾及肝等脏器，故出现各脏器的相应症状和体征。广泛性肾皮质脓肿形成，则肾功能减退，出现氮质血症。

271. 如何诊断尿路真菌感染？

提高真菌性尿路感染的诊断率在于对本病提高警惕性。

(1)诊断线索：①真菌感染的易感因素存在，如长期用抗生素、免疫抑制剂、糖尿病或肿瘤化疗以及老年衰竭等。②临床上或实验室检查提示有尿路感染的可能，如难以解释的发热、白细胞尿等。③出现尿路感染症状或尿中白细胞增多，而细菌培养阴性；或在应用抗生素的情况下，发热不退，尿白细胞不减少。均应注意真菌性尿路感染的存在。

(2)诊断主要依据：①尿真菌培养及菌落计数，由于外阴部常有念珠菌滋生，故判断念珠菌感染的界限是念珠菌菌落数$\geqslant 10^5$/毫升。清洁中段尿培养菌落数常较导尿标本高2～5倍。②镜检：未经离心沉淀的导尿标本镜检，平均有1～3个/高倍镜真菌，即相当于菌落数$\geqslant 10^5$/毫升。③尿中出现真菌丝，念珠菌以酵母菌和真菌丝两种形式存在于尿中，目前普遍认为真菌丝存在即意味尿路感染；单纯以孢子出现，则有可能为污染。但仍有争议。④血清抗念珠菌抗体(血清沉淀、凝集素等)的测定有助于诊断，肾念珠菌感染的病人血清沉淀素的阳性率为83%。

272. 病毒可以引起尿路感染吗？

病毒引起尿路感染尚未被证实，有报道部分出血性膀胱炎是由病毒引起的。常见于小儿和成人接受免疫抑制剂治疗后。虽然许多病毒性疾病的患者于尿中可发现病毒，但能否引起肾感染仍未被证实。有学者认为腺病毒可以引起小儿的肾间质感染。

273. 如何诊断支原体尿路感染？

支原体尿路感染的临床诊断较困难。凡临床怀疑尿路感染，而反复尿培养阴性者，均应及时作尿支原体检查，因为支原体尿路感染的诊断主要靠实验室检查。

(1)支原体分离培养：取新鲜清洁中段尿，接种于支原体培养基，在适宜的培养条件下支原体易被分离。当发现有菌落生长时，应作同型特异性抗体抑制试验。

(2)血清学诊断：是诊断支原体感染的实用方法。用支原体制成抗原，与病人血清作抗体结合试验，在疾病后期的血清补体结合抗体滴度比初期高 4 倍或更高，有诊断意义。

274. 性病尿路感染有哪些特点？

由性病引起的尿路感染分为淋菌性尿路感染和非淋菌性尿路感染。男性淋菌性尿路感染占淋球菌感染的 90%，女性占 65%～70%。非淋菌性尿路感染中 30%～50%为衣原体感染，如沙眼衣原体中的 D-K 血清型与非淋菌性尿路感染有关，青年人多见，60%患者在 25 岁以下。上述两种感染可并存，约 20%淋病能同时培养出衣原体。由性病引起的尿路感染的特点：

(1)成人患者几乎均有不洁性交史。

(2)潜伏期明确，淋菌性尿路感染多在不洁性交后 3～5 天(潜伏期 2～10 天)发病；衣原体致病者潜伏期为 1～3 周。

(3)尿道炎的临床表现显著，尤以淋菌性尿路感染为甚。

275. 什么是淋菌性尿道炎？

淋菌性尿道炎是由淋病双球菌所致的尿道感染，是一种常见的性病。成人的淋病主要通过性交传播，男女均可发生。经不洁性交感染后，淋球菌在泌尿生殖道内生长繁殖，引起症状，并可经血液传播引起其他部位感染。

276. 男性淋病患者临床上有哪些表现？

男性淋球菌感染，90%表现为急性尿道炎症状。于不洁性交后3～5天（潜伏期2～10天）发病。临床表现一般有一个发生、发展和转归的过程：

（1）首先表现为尿道口红肿、瘙痒，尿道口流出稀薄黄白色分泌物，引起排尿不适，24小时后症状加剧。

（2）尿痛，特点是排尿时尿道口刺痛或烧灼痛，排尿后减轻，排尿次数增多，尿液混浊。严重者尿痛剧烈而不敢排尿，以至尿潴留，或当龟头触到内裤时觉疼痛，以至行走时呈躬腰姿势。由于尿道炎症的刺激，阴茎可异常勃起发痛，饮酒与性兴奋可使症状加重，体检可有前尿道触痛。

（3）尿道口溢脓，开始为浆液性，以后逐渐出现黄色粘稠脓性或血性分泌物，能自行流出，也可聚集于尿道口引起尿道口阻塞，尤以清晨为重。

（4）严重者还可有尿道炎，粘膜外翻，腹股沟淋巴结红肿疼痛，甚至化脓。

（5）炎症可从前尿道扩展到后尿道，引起尿频、尿急、夜尿增多，可出现终末血尿。一般无明显全身症状，少数患者可有低热、乏力、食欲不振等。如无并发症，症状多于1周后减轻。约15%的男性淋菌性尿道炎无明显症状。男性患者可引起尿道球腺炎、前列腺炎、精囊炎和附睾炎等，并出现相应的临床症状。

277. 女性淋病患者临床上有哪些表现？

淋菌性尿道炎的潜伏期为2～10天。一般在性交后5天左右出现症状，如尿道外口瘙痒、红肿，尿道外口粘膜凸出。排尿时有烧灼样痛。如未治疗可发展为尿道口溢出稀薄的水样分泌物，分泌物逐渐变为黄色粘稠的脓性分泌物。尿道触诊时疼痛明显，挤压阴道前壁时，可从尿道内挤出小脓点，同时可见到黄色粘稠的脓性分泌物。如有尿道周围脓肿形成，可在尿道的两侧触及波动性的包块。由于女性尿道短，常很快影响膀胱括约肌，所以尿频、血尿较男性患者多见。

主要症状是尿急、尿频和排尿痛，部分患者伴有排尿困难。如果发生上行感染，可出现膀胱三角区炎，患者尿频症状较重，但疼痛性尿淋漓或血尿较少见。急性期患者除乏力外，一般无全身症状，如饮酒或性欲过度常常使局部症状加重。慢性淋菌性尿道炎的症状轻重不一，尿道分泌物比较少，常常污染内裤。常并发淋菌性阴道炎、外阴炎、宫颈炎、附件炎、输卵管炎或盆腔炎，造成低热、不孕和性交困难。

278. 淋病会导致败血症吗？

尿路淋球菌感染时如不及时治疗，淋球菌可经泌尿生殖系统侵入血液循环，引起败血症、心内膜炎、心包炎、多发性关节炎、脑膜炎、肺炎及皮肤损害等，即淋球菌的血行播散。

279. 临床上有哪些确定淋病的检查方法？

(1)尿道炎分泌物涂片检查诊断的阳性率为98%。男性患者取尿道分泌物镜检，查到典型多形核白细胞内革兰阴性双球菌，便可确定淋病；女性患者则应从宫颈取材培养，镜检标本革兰染色的特异性虽与男性相同，但敏感性却只有49%～70%。所以应作培养。

(2)淋病双球菌培养，其阳性率为98%。如果涂片及培养检查均为阴性，应当考虑是非淋菌性尿道炎。如果有必要可作糖酵解试验。

(3)淋球菌补体结合试验阳性亦有助于诊断。

(4)荧光抗体试验是一种较新的方法，对淋球菌感染的诊断有重要的价值。

280. 什么是非淋菌性尿道炎？

非淋菌性尿道炎是一种由性交传播的炎性疾病，其发病率约占尿道炎的50%以上，男女均可发病，以中青年患者发病率最高。患者有不洁性交史，但尿道分泌物中无淋病双球菌。沙眼衣原体是非淋菌性尿道炎的重要病原，支原体可引起男性尿道炎；某些病毒也可引起尿道炎。

281. 非淋菌性尿道炎有何临床特点？

非淋菌性尿道炎的潜伏期较长，特别是衣原体感染，一般为1～4周。其临床表现较淋菌性尿道炎为轻。临床上可只有尿痛(15%)或分泌物(47%)。分泌物为白色粘液，量少，有29%患者只在晨起排尿前有少许分泌物。部分患者前列腺增大而有触痛。由于本病与淋菌性尿道炎的临床症状有重叠，其鉴别诊断应靠实验室检查。

282. 如何诊断非淋菌性尿道炎？

非淋菌性尿道炎主要靠排除诊断。男性有尿道分泌物而培养淋球菌阴性时，可考虑非淋菌性尿道炎。如没有明确的尿道分泌物时本病的诊断标准是有争议的。目前对尿道涂片在1 000倍显微镜下5个视野平均多形核白细胞>4个,女性子宫颈分泌物涂片多形核白细胞>10个时,可考虑尿道或子宫颈感染,但也有少数患者临床符合而分泌物涂片白细胞数不符合诊断者。

分泌物培养衣原体的特异性及敏感性最高。也可从病人标本直接检测衣原体抗原,采用衣原体的酶免疫试验或荧光抗体试验。

283. 衣原体尿路感染患者有何临床表现?

男性常感尿道刺痒及排尿微痛,可有尿频、尿急。部分患者尿道口略呈红肿,晨起或长时间未排尿时,可有少量粘性分泌物溢出。此表现与淋球菌性尿道炎相似,惟程度较轻。除泌尿系症状外,部分患者尚可并发前列腺炎、附睾炎及睾丸炎。

女性尿道炎症状常常不明显或甚轻微,主要表现为妇科疾病,以粘液脓性宫颈炎最明显,也常伴随前庭大腺炎、阴道炎,甚至盆腔炎。

衣原体所致泌尿生殖系感染,若急性期治疗不及时、不彻底,即有可能转成慢性。

284. 如何诊断衣原体尿路感染?

有临床症状及不洁性交史,就应及时取尿道分泌物涂片镜检(男性患者可从阴茎根部向尿道口轻轻挤按尿道,以获得较多分泌物;无分泌物患者留晨尿离心取沉渣镜检),高倍镜每视野白细胞多于10个,同时无革兰阴性双球菌即高度疑诊此病。本病确诊须行病原学检查。沙眼衣原体培养需特殊实验条件,难以广泛应用。现多用特异性单克隆抗体染色分泌物涂片，用免疫荧光或免疫酶标技术观察，阳性率较高。

285. 何谓软斑症？

软斑症是一种罕见的炎症性疾病。其病因复杂，有的学者认为是免疫反应缺陷，吞噬细胞功能异常所致。软斑症可发生在身体各部位，好发于泌尿系统。

尿路软斑症常见于成年女性，男女比例为1∶4。发病年龄女性在30岁以上，男性在50岁以上。多数软斑症患者有尿路感染，尿液培养大肠杆菌最为常见，其次是变形杆菌、克雷白菌和混合感染。肾软斑症常伴有发热、腰痛和腰部肿块。如病变位于双侧肾或患者为孤立肾，可导致尿毒症。膀胱软斑症患者可有尿痛、尿频、血尿和排尿困难等，有时症状不典型，有时可无临床症状而被偶然发现。

诊断尿路软斑症主要根据尿液病理检查，发现典型的Machaelis-Gutmann小体组织细胞。肾软斑症腹部X线摄片可见肾脏轮廓增大；静脉肾盂造影显示肾脏多处充盈缺损。B型超声检查显示肾区多灶性强回声区，偶有低回声区。CT肾增强扫描显示肾病变部位有低密度区和向肾周围扩散。以上这些检查对诊断都有重要意义。

四、尿路感染的预防和治疗

286. 尿路感染的治疗原则是什么？

尿路感染的治疗原则是控制症状，消灭病原体，去除诱发因素及防止再感染。

287. 尿路感染时饮食上应注意哪些问题？

一般尿路感染无须特殊饮食。如有发热、全身症状明显者，应根据患者的具体情况给予流质或半流质饮食，如牛奶、稀饭、面条等；无明显全身症状者食用普通饮食。有高热和消化道症状如恶心、呕吐等，应给予静脉补液。

288. 尿路感染时为什么要多饮水？

尿路感染时要注意补充水分。机体的防御尿路感染功能之一是肾脏滤出尿液经输尿管不断流入膀胱，可将感染性尿液稀释，并于排尿时带走细菌。当尿路畅通，膀胱能完全排空时，细菌不易在尿路逗留。多饮水多排尿，冲洗尿路，促进细菌及炎性分泌物排出；同时，多饮水可降低肾髓质及乳头部的高渗性，不利于细菌生长繁殖。故在尿路感染时应多饮水，每日饮水量不应少于 3 000 毫升。对于高热患者及伴有消化道症状的患者，应给予静脉补充液体。

289. 尿路感染时必须卧床休息吗？

尿路感染患者尿频、尿急、尿痛症状明显或伴有发热、血尿应卧床休息。体温正常，症状明显减轻后可起床活动。肾盂肾炎一般休息 7～10 日，单纯性膀胱炎休息 3～5 日，症状完全消失后可恢复工作。

290. 如何治疗尿痛？

有些尿路感染患者尿痛症状非常明显，尿痛可出现在会阴部、耻骨上区和尿道内，可为挛缩样疼痛或烧灼痛。严重尿痛，每次尿量甚少，伴有明显的尿频、尿急，甚至淋漓不尽，称之为痛性尿淋。患者常常不敢排尿，不愿意多饮水。这不仅不利于治疗，也不利于尿痛症状的减轻。所以饮水在治疗尿路感染时是非常重要的。同时服用碳酸氢钠，碱化尿液，可减轻尿痛症状。

291. 对于反复尿路感染患者为什么在治疗前应作清洁尿培养？

反复尿路感染是指原有感染的细菌未完全杀灭，在适宜的环境下，细菌再滋生繁殖。绝大多数患者在停止治疗后 1 个月内复发。复发表明原有的治疗不彻底或治疗失败。引起治疗失败最常见的原因为抗生素药物选择不当。在一般情况下，对于症状性尿路感染患者，在尿细菌培养之前就给予药物治疗。如果抗生素选择不合理，如绿脓杆菌或产气杆菌选用青霉素 G 或氨苄西林治疗，或为大肠杆菌、副大肠杆菌、厌氧杆菌、产气杆菌感染使用链霉素治疗，或绿脓杆菌或链球菌感染采用卡那霉素治疗，或肠球菌感染使用庆大霉素治疗，变形杆菌感染使用四环素或多粘菌素治疗,或硝酸盐阴性杆菌感染用氯霉素治疗等,均易造成治疗失败或治疗不彻底。所以在治疗前作清洁尿培养是非常重要的。当治疗无效或效果不佳时,应根据细菌培养和药敏试验结果,正确选择敏感、有效的抗生素治疗,避免治疗失败。

292. 尿沉渣找细菌有助于正确选择抗菌药吗?

对于尿路感染患者在治疗前应作清洁中段尿细菌定量培养及尿常规检查,最好在做尿常规同时作尿沉渣找细菌,尽早确定是杆菌或球菌感染,有助于选择抗生素。作中段尿细菌培养其结果需要 3 日。对于症状性尿路感染患者等待 3 日是痛苦的,如果盲目选择不适宜药物,可导致治疗失败。尿沉渣涂片镜检找细菌,可即刻了解是否细菌感染,是杆菌还是球菌,是革兰阳性菌还是革兰阴性菌,为正确选择抗生素提供可靠依据。

293. 如何正确选择抗菌药物治疗尿路感染?

近年来新的更为有效的抗菌药物不断问世,使尿路感染的治疗效果不断提高,因此合理地使用这些抗菌药物,以最小的不良反应,最低的治疗费用,取得最好的治疗效果是非常重要的。在选择抗菌药物时应考虑以下几方面的问题:

(1)选用对致病菌敏感的药物:一般在尿细菌培养和药敏试验结果之前,宜选用对革兰阴性杆菌有效的抗生素,因为尿路感染大多数是由大肠杆菌等革兰阴性杆菌引起的。对于第一次患尿路感染者,多数用抗革兰阴性杆菌药物治疗可以治愈。如治疗 3 日,临床症状无改善,则应按药敏试验结果选择抗生素。

(2)选用在尿和肾内浓度高的抗菌药物：膀胱炎为膀胱的浅层粘膜感染，仅要求抗菌药物在尿中有较高浓度。肾盂肾炎是肾实质深部感染，因此，要求抗菌药物不仅在尿中有较高浓度，而且在血液中亦有较高浓度，才能保证药物在肾内达到有效浓度。

(3)选用对肾损害小、副作用少的抗菌药物：应尽量避免使用有肾毒性的抗菌药物，特别对有肾功能不全患者，尤应注意。

(4)确定治疗方法及疗程：对于各型的尿路感染患者，应给予不同的治疗方案。下尿路感染者，可给予单剂疗法；肾盂肾炎患者给予 14 日疗法；对于严重感染应选用两种或两种以上的抗菌药物治疗。

294. 为什么要选择在尿和肾内浓度均高的抗生素治疗肾盂肾炎？

对于肾盂肾炎，应选用在肾组织、尿液及血液中都有较高浓度的药物。因为，肾盂肾炎是肾实质深部感染，要求抗菌药在尿内和血中均有较高的浓度，才能使肾内达到有效药物浓度。同时要注意选用杀菌药物，少用抑菌抗生素。氨苄西林、头孢菌素及氨基糖苷类在血中浓度较高，且对常见的尿路感染细菌有效，故为临床常用。

295. 为什么说中段尿培养药敏试验只能供医师参考？

中段尿培养细菌药敏试验与疗效并不完全一致。临床上常常遇到两种情况，即致病菌对某种药不敏感而治疗效果却显著；致病菌对某药物高度敏感，而在临床上治疗效果不明显或较差。各种药物在肾实质或尿液中的浓度差异很大，例如青霉素和氯霉素在尿中的浓度较在血清中的浓度高数10倍乃至100倍以上，大剂量（$>10^7$ 单位）青霉素G对大肠杆菌性败血症是无效的，但在大肠杆菌尿路感染时，一般剂量（10^6 单位）青霉素往往能取得良好的治疗效果。所以不能一味遵循中段尿培养细菌药敏试验结果，应由医师通盘考虑，根据具体情况决定治疗方案。

296. 如何治疗尿道炎？

急性尿道炎采用抗菌药物联合应用，疗效较好。诺氟沙星（氟哌酸）与磺胺药物联合应用有较好疗效。

297. 如何预防导尿管感染？

虽然导尿可引起尿路感染，甚至有时是致命的感染，但导尿术毕竟是不可缺少的重要诊疗手段。因此，不能因有副作用而废弃，重要的是应从思想上重视。导尿管是医院内感染的重要原因，应严格掌握导尿的适应证，并根据病情缩短留置导尿管的时间。更重要的是应采取有效措施预防因留置导尿管而引起的尿路感染。

目前认为密闭式连续引流为最佳方法，但感染仍较常见。要使尿路感染率降到最低限度，应注意以下几点：

（1）应选择较细导尿管，尿道分泌物能沿导尿管壁向尿道口排出。但导尿管不宜过细，以免血块、脓苔、坏死脱落组织或尿盐等阻塞。每日要用无菌盐水清洗尿道口，及时清除脓痂。

（2）自导尿管到储尿袋为一密闭系统，任何时间皆不能任意将引流管道与导尿管脱离。若要冲洗，需用密闭式装置。取尿标本时，应在导尿管远端接头处用空针穿刺吸取尿液。

（3）要保证整个引流管道系统的任何部分的位置都不高

于膀胱水平，无论患者在任何体位，即使引流管有防止逆流装置亦应遵守这一原则。

(4)引流管不宜过长，能满足患者在翻身时不至于拉得太紧或使导尿管脱出即可。储尿袋必须垂直悬挂于床边，离地面15厘米以上。引流管道及储尿袋应定期更换。

298. 为什么提倡用短程疗法治疗急性膀胱炎？

推荐应用抗生素短程治疗的急性膀胱炎，是指成年女性非复杂性、症状性、仅限于膀胱的急性感染性炎症。“短程”是指不超过3日。多口服给药。常用杀菌类抗生素。其原因为：

(1)从临床疗效观察，“短程疗法”较“单剂疗法”为佳；而与“长程疗法”(即7～10日疗法)的治疗效果一样。

(2)抗生素治疗后24～48小时，尿中细菌即消失，无进行长程治疗的必要。

(3)急性膀胱炎的再发，多属其他菌株的重新感染，而长程治疗对预防再发无意义。

(4)长程治疗可增加患者经济负担和抗生素的毒副反应，以及耐药菌株和二重感染产生的可能性。

(5)“单剂疗法”难以消灭肾性菌尿和治疗复杂性感染，且必须在感染早期进行，才能达到应有的疗效。故对急性膀胱炎的抗生素治疗推荐3日疗法。

299. 单剂疗法有何优点？

传统治疗尿路感染的7～10日疗法，对于肾盂肾炎的治疗是不足够的，而对于膀胱炎却太长，因与单剂疗法比较，在疗效上无差异。因此，目前国内外医学界均推荐用单剂抗生素治疗无复杂因素存在的膀胱炎。单剂疗法的优点：

(1)方法简单,病人易于接受。

(2)对绝大多数尿路感染患者治疗有效。

(3)医疗费用低。

(4)极少发生药物副作用。

(5)极少产生耐药菌株,并且有助于尿路感染定位诊断。

300. 为什么主张用单剂抗菌疗法治疗急性膀胱炎?

目前公认对于无并发症的急性膀胱炎传统的7~10日抗菌疗法是不必要的。大剂量单剂抗生素治疗单纯性膀胱炎能取得满意效果。单剂疗法与传统7~10日疗法比较,在疗效上无差异。临床上观察大多数膀胱炎患者经大剂量单剂抗生素治疗后1~2日,尿菌就可以转阴,因此目前国内外学者均推荐用单剂抗生素治疗无复杂因素存在的膀胱炎。

301. 3日抗菌疗法用于哪些患者?

3日抗菌疗法用于下尿路感染患者。3日疗法对膀胱炎的治愈率与较长疗程治疗相似,但副作用少。其适应证、禁忌证与单剂抗菌疗法相同。但是应该注意,对仅有下尿路感染症状群的尿路感染,使用单剂或3日疗法后有少部分患者不能治愈,再给予更积极治疗亦为时未晚。

302. 对于首次发作的急性膀胱炎如何治疗?

大多数首发的急性膀胱炎患者经大剂量单剂抗菌药物治疗1~2日后,尿菌可以转阴。因此,目前认为凡无发热、腰痛,而以膀胱刺激征为主要临床表现的尿路感染,推荐使用单剂疗法。通常用磺胺甲基异噁唑(SMZ)2克、甲氧苄啶(TMP)0.4克、碳酸氢钠1克,1次顿服(简称STS单剂);或诺氟沙星(氟哌酸)0.6 克,1 次顿服;或阿莫西林(羟氨苄青霉素)3 克,1 次顿服。但必须于治疗后追踪观察 6 周,如有复发,则多为肾盂肾炎,应给予抗菌药物治疗 2～6 周。

3 日抗菌疗法与单剂疗法相似,采用 STS、阿莫西林(羟氨苄青霉素)或诺氟沙星(氟哌酸)3 日疗法对于减少尿路感染再发有益。用诺氟沙星(氟哌酸)3 日疗法治疗膀胱炎,其治愈率达 100%。应该指出,诺氟沙星(氟哌酸)对仅有下尿路感染,应用单剂或 3 日疗法后少部分不能治愈患者,再给予更积极治疗亦为时未晚。单剂疗法和 3 日疗法不适用于妊娠妇女、糖尿病病人、机体免疫力低下患者、复杂性尿路感染患者(即尿路有器质性或功能性梗阻因素)及上尿路感染患者,此外,男性患者亦不宜应用此疗法。

303. 反复发作的急性膀胱炎如何处理?

对于反复发作的急性膀胱炎的治疗,至今仍是一个棘手的临床问题。

(1)首先找出反复发作尿路感染的原因。复发说明上次的治疗失败,其原因可能是:①抗菌药物选择不当,使用的抗生素对致病菌不敏感,或是使用抗生素的剂量不够,肾感染灶内之药物浓度不足。②出现耐药菌株,在治疗期间出现的耐药菌株,往往在开始治疗时就是耐药菌株,因此在治疗 72 小时内尿菌未消失,症状仍存在。③疗程太短,患者服药 1～2 日后症状消失,自行停药。④L 型细菌问题。⑤尿路结石是复发性感染的常见原因之一,因感染性结石中心往往能分离出尿素酶分解细菌,抗生素对它无效,即使取出结石后,感染常仍复发,此与残留含菌的微结石有关。

(2)根据以上找出的病因进行调整治疗:①根据细菌培养

药敏试验选择敏感、有效的抗生素；对于肾内局部病灶引起肾功能障碍，尽管重复给药已使血药浓度增高，而损害的肾单位处的药物浓度仍然很低，这是肾内感染不易灭菌和容易复发的重要原因。针对这种情况，采用对细菌敏感的杀菌药大剂量静脉滴注治疗效果较好。②在治疗前和治疗后 72 小时尿内仍有菌存在时应进行细菌培养及药物敏感试验，以便及时发现耐药菌株，及时调整使用细菌敏感的药物治疗。③对于 L 型细菌的治疗，可选作用于细菌胞浆的抗生素，如红霉素、四环素、氯霉素、竹桃霉素等。④对于尿路结石等导致尿路梗阻的疾病，应作相应的治疗。⑤对于频繁复发的尿路感染，可用单剂抗生素，每晚 1 次，长期服用，可有效地预防复发。

304. 治疗膀胱炎的中药有哪些?

(1)中药八正散：凡湿热淋证者均可使用。该药具有清利湿热，利水通淋的作用，其组成多为苦寒通利之品(如通草、滑石、车前草、萹蓄、瞿麦、竹叶)，山栀子清泻三焦湿热，灯心草导热下行，甘草调和缓急。现代药理研究表明，八正散具有抗菌、利尿作用。在体内外均有抑制大肠杆菌的菌毛表达和尿路上皮细胞的粘附作用，使致病菌失去对泌尿道粘膜的粘附作用。

方剂与用法：车前草 15 克，瞿麦 15 克，萹蓄 15 克，山栀子 10 克，滑石 30 克，通草 10 克，灯心草 5 克，甘草 6 克，竹叶 10 克。水煎内服，每日 1～2 剂，每日 3 次。

(2)加味五味消毒饮：本方剂具有清热解毒、凉血活血、利尿通淋之功。方中银花、紫花地丁凉血解毒；野菊花清热利湿；冬葵子清热解毒、散结消肿；赤芍、大黄、琥珀等活血凉血，化瘀通淋。实验证明本方有明显的抗病原体作用，具增强白细胞吞噬功能及抗炎作用；同时还可改善循环，促进血流加速，改善组织营养，降低毛细血管通透性，减少炎性渗出，促进炎症吸收。

方剂与用法：银花 30 克，野菊花 20 克，蒲公英 20 克，紫花地丁 12 克，冬葵子 10 克，琥珀 5 克(研细末冲)，赤芍 8 克，大黄 5 克。每日 1 剂，水煎，分 2 次服，重症日服 2 剂，10 天为 1 个疗程，一般 1～2 个疗程。

(3)单味中草药：竹壳茶 30 克，金钱草 30 克，车前草 30 克，萹蓄 30 克，鸭跖草 30 克。上药任选一种，洗净剪碎，放入热水并用沸水冲，加盖半小时，即可随意饮用。每日至少饮用 3 000 毫升，每周交换一种，可长期服用。该药有清热、解毒、利尿、通淋作用。长期反复发作的膀胱炎患者，在基本控制感染后可用此单味药，相当于西药之抑菌疗法，副作用少，易于患者接受。

305. 如何治疗急性肾盂肾炎？

对于确诊为急性肾盂肾炎患者，应采集尿标本作细菌培养及药敏试验。在药敏结果获得前，选用何种抗菌药，要凭医生的经验决定。由于尿路感染多数由革兰阴性杆菌引起，一般首选对革兰阴性杆菌有效的抗菌药，但应兼顾革兰阳性菌感染。

(1)一般治疗：有发热等全身症状者应卧床休息。鼓励患者多饮水，勤排尿。

(2)选用抗菌药：①中等严重的肾盂肾炎应选用口服有效抗菌药 2 周。常用的抗菌药为复方新诺明、新一代喹诺酮类、阿莫西林等。②临床症状严重的肾盂肾炎应采用肌内或静脉给予抗生素，可用氨苄西林 1 克～2 克，每 4 小时 1 次，或头孢噻肟 2 克，每 8 小时 1 次，必要时联合用药。如治疗后病情好转，可于退热后继续用药 3 日再改口服抗生素，以完成 2 周疗程。如未能显效，应按药敏结果更换抗生素。可用头孢曲松 2 克，每 24 小时静脉注射 1 次；或奈替米星（乙基西梭霉素）2 毫克/千克体重，每 12 小时静脉注射 1 次。

（3）治疗后追踪：在治疗结束时及停用抗生素后第 2、6 周应分别作尿细菌定量培养，以后最好能每月复查 1 次，共 1 年。如追踪过程发现尿路感染复发，应再进行治疗。

306. 对于尿路再感染的患者如何治疗？

再感染是指上次尿路感染已经治愈，而由不同菌种或菌株再感染引起再发尿路感染。临床表现为停止治疗 1 个月后再次发生尿路感染，其间隔期较复发者为长。再感染多见于女性，而且常为膀胱炎。再感染的治疗与复发一样，使用抗生素以 1～2 周为宜。频发再感染者也可预防性使用维持量，并多饮水，多次排尿，尽量使膀胱尿完全排空。如存在膀胱输尿管反流，应锻炼重复排尿。反复再感染提示机体防御功能障碍，可使用提高机体免疫力的药物，如转移因子、胸腺肽等治疗。

307. 什么情况下需要联合用药？

联合用药应主要限于严重感染。联合使用两种以上的抗菌药物，以产生协同作用，达到提高疗效及减少耐药菌株出现的目的。但是，必须正确地联合用药，以免药物浪费，增加经济负担及不良反应。联合用药的指征为：

（1）单一药物治疗失败。

（2）严重感染。

（3）混合感染。

(4)耐药菌株出现。

在选择抗菌药物时应避免相互有拮抗作用的药物联合使用。

308. STS 疗法用于哪些患者？有何优点？

前面第 302 问中已经提到 STS 单剂治疗膀胱炎。用 STS14 日疗法治疗中等度严重的肾盂肾炎亦有较好临床效果，即成人每次口服磺胺甲基异嗯唑(SMZ)1 克、甲氧苄啶(TMP)0.2 克及碳酸氢钠 1 克，每日 2 次，14 日为 1 个疗程。据报道 STS 疗法治愈率为 91.3%。STS 疗法对尿路感染的疗效不逊于氨基糖苷类抗生素、氨苄西林和前两代头孢菌素类抗生素。其优点：

(1)尿内和血内药物浓度高。

(2)极少出现抗药菌株。

(3)除个别发生变态反应外，无明显副作用。

(4)肾毒性低(但在肾功能不全患者使用时仍需相应调节剂量)。

(5)可分泌至阴道液中，抑制阴道前庭和尿道周围的细菌，因而减少尿路感染再复发的机会。磺胺甲基异嗯唑配用甲氧苄啶，其杀菌力可增加多倍。加用碳酸氢钠不仅可碱化尿液，加强磺胺甲基异嗯唑的疗效，而且可防止长期用磺胺甲基异嗯唑后可能发生的结晶尿。

309. 如何治疗临床症状严重的肾盂肾炎？

对于临床症状严重的肾盂肾炎，宜采用肌内或静脉注射抗生素。可用氨苄西林 1～2 克，每 4 小时 1 次，或头孢噻肟 2 克，每 8 小时 1 次，必要时联合用药。如用药治疗后病情好转，可于退热后继续用药3日，再改用口服抗菌药物，以完成2周疗程。如未能显效，应按药敏结果更换抗生素。绿脓杆菌感染多选用半合成广谱青霉素或第三代头孢菌素加氨基糖苷类抗生素治疗；耐青霉素的金葡菌感染多选用新型青霉素Ⅰ或Ⅱ与第一代头孢菌素类或氨基糖苷类抗生素合用；变形杆菌感染可选用青霉素与氨基糖苷类合用；对大肠杆菌可选用氨基糖苷类与第三代头孢菌素合用。当有复杂因素的肾盂肾炎患者，其致病菌多有耐药性，有时在治疗上很困难，可试用奈替米星(乙基西梭霉素)2毫克/千克体重，每12小时静注1次；头孢曲松(头孢氨噻三嗪，菌必治)2克，每24小时静注1次；卡芦莫南(噻肟单酰胺菌素)2克，每8小时静注1次。

310. 治疗肾盂肾炎时什么情况可联合用药？

联合使用两种或两种以上的抗菌药物，可以产生协同作用，达到提高疗效及减少耐药菌株出现。但是，必须正确地联合用药，以免药物浪费及出现不良反应。联合用药的指征：一是单一药物治疗失败；二是有严重感染；三是混合感染及耐药菌株出现。联合用药时应避免相互有拮抗作用的药物联合用。

311. 治疗肾盂肾炎的中成药物有哪些？

(1)银蒲解毒片：主要成分为金银花、蒲公英、野菊花、紫花地丁、夏枯草等。主要功用为清热解毒、散结消肿。动物实验表明银蒲解毒片有抗炎作用，体外试验有抑制细菌生长作用。每次4～5片，每日3～4次，口服，儿童用量酌减。

(2)三金片：主要成分为金樱根、金刚刺、海金沙等。主要功用为清热解毒、利湿通淋、益肾。该方药物对肾虚湿热下注的下焦湿热，小便短赤，淋漓涩痛，急慢性肾盂肾炎，膀胱炎等治疗有效。药理试验表明该药具有广谱抗菌作用，并有利尿消炎、消肿、止痛、抗自由基和提高机体免疫力等作用。每次5片，每日3～4次，口服。

312. 目前认为有哪些中药可以杀菌或抑菌？

现代药理研究发现许多中药有明确的杀菌和抑菌作用。如生地榆，其浆汁中含有矢本菊甙、矢本双菊甙，对金黄色葡萄球菌及绿脓杆菌有抑菌作用，动物实验可使凝血时间明显缩短；槐角含有杀菌物质，能对抗葡萄球菌及大肠杆菌；半枝莲对金黄色葡萄球菌、福氏痢疾杆菌、伤寒杆菌、绿脓杆菌、大肠杆菌等有抑菌作用；体内试验证实，白花蛇舌草可通过刺激网状内皮系统增生，促进抗体形成，并使白细胞吞噬能力增强，达到抗菌消炎目的；大青叶内含黄酮类，对多种痢疾杆菌有杀菌作用；滑石内含硅酸等成分，有保护皮肤和粘膜的作用及抗菌作用。

313. 有哪些中药方剂可治疗肾盂肾炎？

中医认为肾盂肾炎急性期与湿热有关，主张清热利湿；慢性期则强调扶正固本，标本兼顾。其中健脾补肾，活血化瘀等治疗方法均有增强免疫功能作用。

(1)知柏地黄汤加减：用于慢性肾盂肾炎，具有养阴清热之功。

方剂：生地15克，山药10克，山萸肉10克，茯苓10克，泽泻10克，柴胡10克，地骨皮10克，杜仲10克，川断10克，知母6克，黄柏10克，鳖甲20克(先煎)，桑寄生15克。水煎服，每日2次，2周为1个疗程。

辨证加减：①血尿多者加大、小蓟以凉血止血。②小便涩滞，尿急不尽，小腹微胀，可加香附、枳壳。

（2）四君子汤合济生肾气丸加减：此药为健脾益气、温肾阳、泄肝肾之火，是清寓于补，补中有清，俾使正复邪祛。

方剂：党参10克，白术10克，茯苓10克，甘草3克，怀山药10克，山萸肉10克，菟丝子10克，附子3克，肉桂3克，（研末分吞）丹皮10克，泽泻10克，黄柏10克，银花藤30克。水煎服，每日2次。

辨证加减：①湿重于热，舌苔重腻者，可加苍术、佩兰、厚朴。②口干渴者加芦根、竹叶、花粉。

（3）清淋合剂：具有清热解毒，渗湿利窍，止血凉血作用。主治湿热下注所致的淋症。

方剂：生地榆30克，生槐角30克，白花蛇舌草30克，大青叶30克，滑石15克，半枝莲30克，白槿花15克，生甘草6克。水煎服，每日2次。急性者1周为1个疗程，慢性者疗程为2周。

辨证加减：①高热加柴胡、黄芩、连翘以清热降火。②腰痛加桑寄生、川断以补肝肾，强筋骨。③血尿加白茅根、大小蓟以清热止血。

314. 尿路感染时应服用碳酸氢钠吗？

医生为尿路感染病人开出的处方除抗菌药物外，还经常要求患者服用碳酸氢钠1克，每日3次。碳酸氢钠是碱性药物，服药后可使尿液pH值升高，即碱化尿液。尿液pH提高后，膀胱刺激症状得以减轻，同时还可以增强氨基糖苷类抗生素、青霉素类、红霉素及磺胺类的疗效。但是，并非所有患者均需要服用碳酸氢钠，如患者无明显的尿路刺激症状，而且服用的抗菌药物为呋喃坦啶或四环素，则不需要同时服用碳酸氢钠，因为碱化尿液会降低四环素及呋喃坦啶的治疗效果。

315. 如何治疗尿道综合征？

尿道综合征患者中大部分是由焦虑性神经官能症引起的，患者多有明显的心理因素，当注意力分散时，尿频的症状可明显减轻。医务人员应对患者进行耐心的解释，以解除精神负担，使他们正确认识本病并积极配合治疗。行为治疗中，让患者主动参与治疗，控制排尿，逐渐延长排尿间隔时间，重建正常排尿功能。不可盲目长期服用抗生素，因该药对此症既无疗效，副作用也多。适当服用地西泮（安定）有一定疗效。

316. 中药治疗尿道综合征有何方法？

中医认为尿道综合征的外因以湿热为主，内因为肾虚，病久邪气未尽，正气已伤，为虚实夹杂，归类于中医的淋症，病位在膀胱。治疗方案：

（1）清心莲子饮：益气固精，滋阴清热，分清泌浊。用于气阴不足者。

方剂：生黄芪 30 克，石莲子（去心）15 克，人参 9 克，茯苓 9 克，麦冬 9 克，生甘草 9 克，车前草 30 克，黄芩 9 克，地骨皮 9 克。水煎服，每日 2 次。

辨证加减：①失眠多梦，腰膝酸软者，加知母、黄柏。②虚烦不眠较重者，加柏子仁、百合、麦冬。③头晕耳鸣较重者，加栀子、女贞子、菟丝子。④尿频、尿少，溺时灼痛者，加生地、木通、竹叶。

（2）逍遥散加车前子：其功用为疏肝解郁，健脾和营。用于尿道综合征肝气郁结型患者。

方剂：柴胡 10 克，当归 10 克，白芍 10 克，白术 10 克，茯苓10克，炙甘草10克，煨姜3克，薄荷3克。水煎服，每日2次。

辨证加减：①失眠多梦者，加枣仁、柏子仁。②头痛头晕者，加钩藤、菊花。③面红耳赤，心烦易怒者，加丹皮、栀子、生地、黄连、龙胆草。④溺时灼痛者，加 生地、木通、竹叶。

(3)六味地黄汤合交泰丸加减：其功用滋阴降火，交通心肾。用于心肾不交型，多梦易惊，腰膝酸软，舌尖红，脉细弱者。

方剂：干地黄24克，山萸肉12克，山药12克，泽泻10克，丹皮10克，茯苓15克，黄连6克，肉桂3克，(研末分吞)。水煎服，每日2次。

辨证加减：①心经火盛者，加黄芩，入肝经泻相火，朱砂清心镇静安神。②心阴不足者，加鸡子黄1枚，滋心阴宁心神。③失眠严重者，加枣仁、龙眼肉、制远志、石菖蒲，养心开窍安神。

317. 治疗老年人尿路感染应注意哪些问题？

(1)对于老年人尿路感染的治疗首先应注意治疗基础疾病，并去除梗阻因素，鼓励患者多饮水，可使局部细菌稀释，冲洗粘膜，并可减轻肾髓质的高张状态。对老年女性尿道炎患者可局部使用少量雌激素，对恢复下尿路的生理状态有益。

(2)凡是首次发现细菌尿的患者均应给予单一疗程的抗生素治疗。由于老年人尿路感染的复发率和再感染率极高，因此对无症状菌尿者长期维持应用抗生素是不必要的，并不能使其复发率或病死率减低。

(3)对于早期膀胱感染、伴有进展性肾功能损害及有上尿路感染症状时应给予积极治疗。治疗过程中应随时根据尿细菌培养及药敏试验调整用药。老年尿路感染患者治愈时应注意耐药菌株或特别病原体的存在。

318. 小儿尿路感染的治疗原则是什么？

婴幼儿尿路感染可导致肾发育障碍和肾瘢痕，造成永久性的肾实质损害，后果远较成人严重。据统计，约有1/3的症状性尿路感染小儿遗留有肾瘢痕，多发生在5岁以前，而其中约半数存在膀胱输尿管反流，以后即使已无菌尿，这些损害也会随着年龄增长而加重，可发展成慢性萎缩性肾盂肾炎，甚至发生肾功能衰竭。婴幼儿期的尿路感染如不给予合理治疗，其后果较为严重。故对婴幼儿开展细菌尿的大规模筛选检查，有非常重要的意义。小儿尿路感染的治疗原则及方法同成年人，但要特别注意纠正尿路功能异常或器质性梗阻。一般认为，对无症状性细菌尿应积极治疗；对尿路感染反复发作的患儿，尤其是有肾瘢痕形成或反流的的患儿，宜用长疗程抑菌疗法，以防止反复发作和肾损害。常用抗菌药物：①复方磺胺甲噁唑，每次剂量，磺胺甲基异噁唑为10毫克/千克体重，甲氧苄啶为2毫克/千克体重，每日1～2次。②呋喃妥因2毫克/千克体重，每日顿服。③孟德立胺50毫克/千克体重/每日，分3次服用。长期预防治疗至少需要1年。

319. 妊娠期发生无症状细菌尿是否需要治疗？

妊娠期由于输尿管及肾盂蠕动减弱，扩张，导致尿路的功能性梗阻，易发生无症状细菌尿。据统计，未经治疗的无症状细菌尿孕妇中，有20%～40%发展为有症状尿路感染，甚至肾盂肾炎，且早产，胎儿宫内生长停滞的发生率及低出生体重儿的发生率也比经治孕妇的为高。故应治疗妊娠期无症状细菌尿。治疗方法同症状性尿路感染，但不宜使用四环素、氯霉素、磺胺类、萘啶酸及氨基糖苷类抗菌药。妊娠早期可使用复方磺胺甲噁唑，但在妊娠最后3个月不能使用。一般应服药2周，在疗程结束后做尿培养，如有复发很可能是隐匿性肾盂肾炎，应按药敏结果选药再服2周，然后进行低剂量长疗程治疗。在产后应做静脉肾盂造影。

320. 妊娠期尿路感染应如何选择抗菌药？

在治疗妊娠期尿路感染患者时，需考虑抗菌药对母体及胎儿的可能副作用，例如磺胺和呋喃坦啶在产前3个月应用，可引起新生儿溶血；磺胺可导致高胆红素血症和核黄疸；萘啶酸可诱致脑水肿；在妊娠5个月后，因四环素可导致胎儿牙齿发生棕黄色素沉着和胎儿骨骼发育障碍，并对母体肝脏有毒性；氯霉素可发生致死性灰婴综合征；氨基糖苷类抗生素可影响胎儿听神经。以上提及的药物在孕期或妊娠的某一阶段应慎用或忌用。

妊娠各阶段抗菌药物的应用以及孕期、哺乳期抗菌药物的影响见表1。

表1 妊娠期使用抗菌药的适应证和禁忌证

抗菌药	胚胎期	胎儿期	产前期
青霉素	+	+	+
氨苄西林	+	+	+
头孢菌素	+	+	+
链霉素	+?	−	−
卡那霉素	+?	−	−
庆大霉素	+?	−	−

续表

抗菌药	胚胎期	胎儿期	产前期
氯霉素	＋	＋?	－
呋喃妥因	＋	＋	＋
复方磺胺甲噁唑	－?	＋	－
萘啶酸	＋	＋	－
四环素	＋?	－	－

注:＋表示适应;－表示禁忌 ;? 表示不肯定

321. 妊娠期治疗尿路感染应注意哪些问题?

在选择抗菌药物时既要考虑到对母体的安全性,又要考虑对胎儿的影响。对于药物的使用可分为以下三类:

(1)可应用的抗菌药物:①青霉素类和头孢菌素类:这类抗生素作用是干扰细菌细胞壁的合成,主要影响正在生长繁殖的细菌,称为繁殖期杀菌药。人的细胞无细胞壁,故对人体毒性小,无致畸作用,孕妇应用安全。②红霉素:分子不易透过胎盘,对母体及胎儿影响均很小,无致畸作用,可安全使用。③林可霉素类:对母体及胎儿毒性很小,无致畸作用。

(2)慎用或限制使用的药物:①氨基糖甙类:对母体和胎儿均有耳毒性,并有肾毒性,应尽量避免使用,如非它不可,仅可短期使用。②喹诺酮类:这类药物已发展到第三代,目前已广泛应用的有诺氟沙星(氟哌酸)、氧氟沙星(氟嗪酸)、环丙沙星(环丙氟哌酸)等。此类药物能抑制小鼠胚胎骨肢芽生长,应尽量避免使用。③呋喃坦啶:在近分娩时服用该药,可引起新生儿溶血。④磺胺类药物:该类药物较易进入胎儿体内,与胎儿血清内胆红素争夺血清蛋白,使胆红素大量游离,胎儿生后数日发生高胆红素血症和核黄疸，故妊娠后期或分娩前应避免连续使用，特别是长效磺胺。⑤甲氧苄啶(TMP)：TMP 为叶酸对抗剂，妊娠早期应避免使用。在动物实验中发现磺胺甲恶唑(SMZ)与 TMP 合用可致先天畸形，故这两种药物应避免联合使用。

(3) 禁忌使用的药物：①四环素类：这类药物能与钙结合影响胎儿骨、齿发育，抑制胎儿蛋白质合成，致畸，并可导致孕妇妊娠期急性脂肪肝；因能经乳汁分泌对婴儿有害，故产后哺乳期妇女不能使用。②氯霉素：该药毒副作用大，不适用于孕妇，妊娠晚期服用可造成新生儿灰婴综合征。该药还能经乳汁分泌对婴儿有害。

322. 哪些药物有肾毒性？

肾脏是多数抗菌药物的主要排泄器官，药物大多通过肾小球滤过，有的并可经肾小管分泌排泄或重吸收，致药物易在肾脏皮质积聚并在肾小管内浓集而产生肾毒性。

(1)具有强肾毒性的抗菌药物：杆菌肽，两性霉素 B、E 及新霉素。

(2)具有中度肾毒性的抗菌药物：四环素、卡那霉素、妥布霉素、阿米卡星(丁胺卡那霉素)及头孢噻啶(先锋霉素Ⅱ)等。

(3)具有轻度肾毒性抗菌药物：头孢噻吩(先锋霉素Ⅰ)和头孢唑啉等。

323. 肾功能衰竭时如何使用抗生素？

肾功能衰竭的患者需使用抗菌药物时，其剂量应根据下列情况调整：

(1)肾功能损害的程度。

(2)抗菌药物对肾脏毒性的大小。

(3)药物的主要排泄途径。

(4)抗菌药物经血液透析或腹膜透析清除的程度。主要经肾排泄的药物其血半衰期可能因肾功能减退而延长,因此,血半衰期常作为调整用药的重要依据。但有个体差异,不同患者的血半衰期相差很大,因此有条件时应进行血药浓度检测,并据此拟定个体化给药方案,以保证治疗安全有效(见表2)。

表2 肾功能衰竭时抗菌药物的剂量调整

药物	血半衰期(小时)		初剂量	维持剂量	给药时间(小时)
	正常	无尿			
1. 正常剂量或剂量略减药物					
红霉素	1.4	5.6	7毫克/千克体重	7毫克/千克体重	6
利福平	2~3	2~5	600毫克	600毫克	24
克林霉素	2.4	6	8.5毫克/千克体重	4毫克/千克体重	6
阿莫西林	1.0	16	30毫克/千克体重	15毫克/千克体重	12
美洛西林	1.1	1.6	50毫克/千克体重	25毫克/千克体重	6
头孢哌酮	1.6~2.4	2.2	30毫克/千克体重	20毫克/千克体重	12
头孢噻肟	1.0~1.5	2.9	30毫克/千克体重	30毫克/千克体重	12
异烟肼	2.6	4.3	5毫克/千克体重	5毫克/千克体重	24
环丙沙星	3~5	5~10	750毫克	750毫克	24
酮康唑	8	—	200毫克	200毫克~400毫克	24
2. 剂量需适当调整药物					
青霉素	0.5~0.6	7~10	3万单位/千克体重	1万单位/千克体重	8
头孢唑啉	1.8	32	15毫克/千克体重	4毫克/千克体重	12
头孢氨苄	1.0	5~30	15毫克/千克体重	2毫克/千克体重	12
头孢拉定	1.0	8~15	15毫克/千克体重	7.5毫克/千克体重	12
头孢他啶	1.7	25~36	30毫克/千克体重	7.5毫克/千克体重	24
SMZ	9~12	21	SMZ-TMP 3片	1片	12

续表

药物	血半衰期(小时)		初剂量	维持剂量	给药时间(小时)
	正常	无尿			
3. 剂量需显著减少药物					
庆大霉素	2～3	48～72	1.7毫克/千克体重	0.17毫克/千克体重	8*
妥布霉素	2～3	56～92	2.0毫克/千克体重	0.17毫克/千克体重	8*
卡那霉素	3	30～80	7.5毫克/千克体重	0.75毫克/千克体重	12**
链霉素	2～3	100～240	0.5克	0.25克	6
万古霉素	6	240	15毫克/千克体重	1.5毫克/千克体重	24*#
4. 不宜应用药					
四环素	8.5	57～108	替代选用其他药物		
呋喃妥因	0.5	1.0	替代选用其他药物		
萘啶酸	1.5	21	替代选用其他药物		

注：*避免血药浓度＞10毫克/升；**避免血药浓度＞50毫克/升；*#避免血药浓度＞30毫克/升

324. 如何评价慢性肾盂肾炎治疗情况？

(1)治愈：疗程结束后症状消失，尿菌阴性，并于第2、6周复查尿菌仍阴性，可视为此次尿路感染治愈。

(2)治疗失败：疗程结束后尿菌定量检查仍阳性，或治疗后尿菌转阴，但于第2、6周复查时尿菌阳性，且为同一菌株。临床称为尿路感染复发。

(3)重新发生的尿路感染：疗程结束后症状消失，尿菌阴性；在停药6周后症状再现，尿菌定量培养阳性，但菌株与上次不同。

325. 常用于治疗尿路感染的青霉素类有哪些？

青霉素类主要抑制细菌细胞壁转肽酶，对多数革兰阳性菌、许多革兰阴性菌和厌氧菌具有良好抗菌作用。如：①青霉素G对引起尿路感染的不产酶金葡菌、淋球菌、厌氧球菌、梭形杆菌有强大抗菌作用。②氨苄西林与阿莫西林对肠球菌李斯忒菌属的作用较好。③羧基青霉素与脲基青霉素对革兰阴性杆菌的作用较氨苄西林显著增强，许多氨苄西林耐药菌对两者均敏感。这两种药物对肠杆菌科和绿脓杆菌所产β-内酰胺酶较为稳定，羧苄西林与替卡西林对链球菌、肠球菌及多种厌氧菌具良好活性，对多数肠杆菌科细菌有效。④脒基青霉素可抑制大肠杆菌、克雷白菌属、肠杆菌属等，主要用于尿路感染或尿路感染伴发菌血症患者的治疗。

326. 治疗尿路感染的氨基糖苷类抗生素有哪些特点？

氨基糖苷类主要作用于体内的核糖体的细菌，抑制细菌蛋白质的合成。本药物具有强大杀菌作用。本类药物包括：链霉素、新霉素、卡那霉素、庆大霉素、西索米星、奈替米星、核糖霉素、小诺霉素、地具卡星等。氨基糖苷类抗生素的共同特点为：

(1)水溶性好，性质稳定。

(2)抗菌谱广，对葡萄球菌属，需氧革兰阴性杆菌具有良好抗菌活性，某些药物对结核分枝杆菌及其他分枝杆菌属亦有作用。

(3)主要作用机制为抑制细菌合成蛋白质。

(4)细菌对不同药物之间有部分完全性交叉耐药。

(5)血清蛋白结合率低，大多低于10%。

(6)胃肠道吸收差，肌注后大部分经肾脏以原形排出。

(7)有不同程度肾毒性和耳毒性，并可有神经肌肉接头的阻滞作用。

该类药物对需氧革兰阴性杆菌有强大抗菌活性，如大肠杆菌、克雷白菌属、肠杆菌属、变形杆菌属等；链霉素对结核杆菌的作用最强。

327. 治疗尿路感染的喹诺酮类药物有哪些特点？

喹诺酮类药物对大肠杆菌、克雷白菌属、产气杆菌、变形杆菌等有强大抗菌作用，为临床主要用于尿路感染的治疗。其作用机制为抑制细菌的脱氧核糖核酸（DNA）旋转酶的 A 亚基，阻断细菌 DNA 的复制，产生快速杀菌作用。目前临床上应用的该类药物主要有吡哌酸、诺氟沙星、氧氟沙星、环丙沙星、培氟沙星、依诺沙星、洛美沙星、氟罗沙星等。喹诺酮类具有以下共同特点：

（1）抗菌谱广，尤其对革兰阴性杆菌的抗菌活性高，对许多耐药菌也有良好作用。

（2）迄今未发现质粒介导的耐药性发生。

（3）体内分布广，组织及体液内药物浓度高。

（4）半衰期相对较长，服药次数减少。

（5）不良反应较轻。

328. 常用于治疗尿路感染的大环内酯类抗生素有哪些？

大环内酯类药物主要作用于革兰阳性及某些阴性菌，并对支原体属、衣原体属、密螺旋体属、立克次体属等有抗菌活性。临床主要用于沙眼衣原体和尿素分解脲原体所致的泌尿生殖系感染。目前临床上使用的有红霉素、麦迪霉素、螺旋霉素与乙酰螺旋霉素、交沙霉素、吉他霉素（柱晶白霉素）、三乙酰竹桃霉素和竹桃霉素等。

329. 无症状细菌尿需要治疗吗？

无症状细菌尿患者是否需要治疗，目前仍有争议，一般认为以下情况应予以治疗：

(1)妊娠期间发生的无症状细菌尿。

(2)曾出现有症状尿路感染者。

(3)学龄前儿童。

下列情况不需治疗：

(1)老年人(大于75岁)的无症状细菌尿的发生率高达27%，但一般不应用抗生素治疗，因使用抗生素并不能长久地肃清其菌尿，且治疗与否同病死率无关。

(2)尿路有复杂情况的患者，多数会有无症状细菌尿，一般也不用抗生素治疗，因其不易根治。但如果发生有症状尿路感染时，应立即治疗。

330. 尿路感染并发败血症治疗原则有哪些？

尿路感染是并发革兰阴性杆菌败血症的主要原因之一。由于革兰阴性杆菌败血症来势凶险，预后严重，病死率高，临床上应予高度注意。对尿路感染并发败血症的治疗原则是：

(1)通畅尿路。

(2)联合使用两种或两种以上抗生素。

(3)注意体液与电解质平衡，并应使用改善微循环的药物。

(4)使用糖皮质激素，以消除毒血症状。

(5)维持血压。

(6)纠正酸碱平衡。

(7)预防和治疗弥散性血管内凝血。

(8)提高自身免疫力。

331. 为什么尿路感染易复发？如何治疗？

诊断尿路感染复发应具备两条：一是经过治疗症状消失，尿菌转阴后6周内再出现菌尿；二是菌种与上次相同。复发常见于肾盂肾炎，特别是复杂性肾盂肾炎患者更易复发。复发的原因有：

(1)尿路解剖或功能上梗阻引起尿流不畅。纠正引起尿流不畅等易感因素是治疗的根本，否则尿路感染不易治愈。

(2)抗菌药物选择不当或剂量、疗程不足。部分患者复发的致病菌为变形杆菌、粪链球菌或绿脓杆菌等少见细菌，应按细菌药敏试验选用抗生素，用较大剂量，疗程至少6周。

(3)病灶内抗菌药浓度不足，多由于病变部位瘢痕形成，血流量少等原因。可用较大剂量杀菌类抗生素治疗，如头孢菌素、羧苄西林等，疗程6周。如菌尿仍持续存在，则进行小剂量长疗程疗法。尿路结石是常见复发原因，结石内的细菌(多是变形杆菌)因抗生素不能抵达而幸存。治疗应尽量行手术取石；对不能手术者，要选用尿内和血内均有较高浓度的抗菌药，疗程应长，一般不短于6周，剂量应大。复发者应给予长疗程低剂量抑菌疗法。

332. 为什么会出现耐药菌株？

随着抗菌药在临床上广泛应用，细菌常会出现耐药性，造成临床治疗中的困难。细菌耐药性可分为天然或突变产生的耐药性(或染色体介导的耐药性)和质粒介导的耐药性。其产生的机制有：

(1)灭活酶或钝化酶的产生：产生灭活酶是引起细菌耐药

性的最重要机制。临床上应用青霉素时可诱导金葡菌产酶株产生大量的β-内酰胺酶，β-内酰胺酶能水解青霉素类，因而导致治疗失败。目前分离出的钝化酶有β-内酰胺酶、氯霉素乙酰转移酶、氨基糖苷类钝化酶。

(2)抗生素的渗透障碍：由于细菌细胞壁或细胞膜通透性的改变，抗生素无法进入细胞内。革兰阴性菌对许多抗生素的固有耐药性即由于细胞壁中的脂类-多糖-蛋白复合物形成非特异障碍所致。革兰阳性菌对多粘菌素的耐药，即由于后者难以通过细菌的厚细胞壁所致。由质粒控制的细菌细胞膜通透性改变，使很多抗菌药如四环素类、氯霉素、磺胺药和某些氨基糖苷类药物难以进入细胞内，因而细菌获得了耐药性。

(3)靶位的改变：有的细菌可改变其体内的二氢叶酸合成酶，使该酶与磺胺药的亲和力降低而引起对磺胺药耐药。细菌还可复制靶位而获得对某些抗生素的耐药性，如某些肺炎球菌和金葡菌能改变其青霉素结合蛋白的结构或产生一种新的青霉素结合蛋白，后者与β-内酰胺酶类抗生素的亲和力减低，因而产生耐药性。

(4)其他：细菌可增加对抗菌药物拮抗物的产量而耐药，如金葡菌耐磺胺药菌株的对氨苯甲酸产量可为敏感菌的20倍。此外，细菌代谢状态的改变、营养缺陷和外界环境变化等都可使细菌的耐药性增加。

333. 对于细菌耐药性的防治应注意什么？

(1)合理使用抗菌药物，进行细菌耐药性的检测，供临床选用抗菌药物参考。用药前加强病原检查，严格掌握用药的适应证。不能为了“安慰”、满足患者要求而轻率滥用抗菌药物。同时应努力宣传正确的药物知识与合理用药，使药物真正成为防病治病的有力武器。

(2)医院中严格执行消毒隔离制度,防止耐药菌的交叉感染等。

(3)加强药政管理,规定抗菌药物必须凭处方供应,控制新抗菌药物的审批标准,加强抗菌药物的质量监督等。

(4)寻找和研制新的抗菌药物,以便有效控制耐药菌感染。

334. 抗菌药物在肾内浓度不足是导致肾盂肾炎治疗失败的因素吗?

抗菌药物在肾内浓度不足是导致治疗失败的因素之一。抗菌药物在肾组织内和尿中的浓度与肾功能有关,特别是与肾小球滤过、肾小管重吸收和被动非离子逆向弥散等因素有关。目前使用的大多数抗菌药物在尿中的浓度远远超过其杀菌或抑菌所需的最低浓度。但是,当肾内局部病变引起肾功能障碍和肾组织血流供应不足时,尽管使血药浓度维持在高水平,但有病变的肾组织内药物浓度仍然很低。这是慢性肾盂肾炎不易治愈和容易复发的重要原因。针对这个原因,可采用对细菌敏感的杀菌药物,大剂量静脉给药,往往可收到较好效果。

335. 治疗L型细菌所致的复发应选择什么样的抗生素?

在机体的抗体-补体-溶菌酶系统和干扰细菌胞壁的抗生素作用下,肾组织内的细菌胞壁形成障碍,而演变形成缺乏胞壁型细菌,即L型细菌。L型细菌在肾髓质高渗状态中能存活,一旦停止治疗或环境适宜,则重新恢复细胞壁和原来细菌的特性。据报道肾盂肾炎复发者中有20%是由L型细菌所致。故对于L型细菌的治疗应予以重视。在治疗上应多饮水，以使肾髓质渗透压降低，可防止L型细菌形成。对已形成者可用红霉素、螺旋霉素、氯霉素、庆大霉素或四环素族等治疗。

336. 内科治疗尿液反流措施有哪些？

内科保守治疗是对于轻度反流而无输尿管扩张患者的非手术治疗。治疗包括：

(1)注意个人卫生，摄入充足水分，避免便秘，定期排空膀胱(二次排尿)、睡前排尿，以便减轻膀胱内压力及减少残余尿。

(2)长疗程抑菌治疗。方法为：每晚睡前排尿后口服一次单剂量抗菌药，剂量为每日剂量的1/3～1/2，抗菌药可选用复方磺胺甲噁唑、阿莫西林、呋喃坦啶及头孢拉定等。疗程中多种抗菌药应定期交替使用，且不宜因做尿细菌培养而停用抗菌药。儿童低剂量抑菌疗程应用至青春期或反流消失后1年；成人至少用1年以上。

(3)控制高血压是长期治疗的一个重要环节，高血压可加速肾功能的恶化，故应监测血压变化，出现高血压时应积极治疗。

(4)对于膀胱逼尿肌不稳定收缩的反流患者，可给予抗胆碱药物治疗。

337. 反流性肾病患者为什么要坚持长期低剂量抑菌治疗？

坚持长期低剂量抑菌治疗是控制感染及防止肾功能进一步损害的重要治疗措施之一。尿路感染可促进肾瘢痕形成，加重肾功能损害。有研究发现，经长疗程低剂量抑菌治疗，随访

7～15 年，121 例反流性肾病患者中仅 2 例有新瘢痕形成。故认为为了防止反流性肾病患者肾功能损害的发生和发展，必须坚持长期低剂量抑菌治疗。

338. 什么情况下小儿反流性肾病患者需要进行手术治疗？

临床研究发现，儿童患者即使为严重反流，如手术后膀胱输尿管反流消失，则生长发育基本正常；如反流持续，则肾生长发育受影响。故对小儿严重反流是否应尽早手术，目前仍有异议。少数重度反流也可自然或治疗后消退，故是否手术应慎重考虑。轻或中度反流患者常无输尿管扩张或肾盂积液，一般不会造成严重肾实质病变；通常在控制尿路感染后反流可消失，且大多数的儿童患者反流可自动消失；轻度反流者手术与非手术比较，其生长及发育均正常；已有蛋白尿患者，反流纠正后仍不能改变其肾功能恶化的进程。故对小儿膀胱输尿管反流手术适应证为：

(1)重度反流，经内科保守治疗 4 年，反流仍持续或进行性肾功能减退、或新瘢痕形成者。

(2)膀胱输尿管反流反复尿路感染，经内科积极治疗 4 个月无改善者。

(3)输尿管口呈高尔夫球穴样改变者。

(4)先天性异常或尿路梗阻而引起反流者。

339. 成人反流性肾病是否应选择手术治疗？

成人反流性肾病是否应选择手术治疗，目前仍有争论。成人膀胱输尿管反流保守治疗不易纠正反流，而手术治疗则可取得满意的纠正，故认为成人膀胱输尿管反流如有症状，小于

50 岁者均应选择手术治疗。但有报道，在手术纠正膀胱输尿管反流后，虽然大部分患者不再出现急性肾盂肾炎发作，但肾脏大小、肾瘢痕、高血压、肾功能减退及蛋白尿并无改善。故一般认为重度反流并出现反复肾盂肾炎，经内科积极治疗无法控制者应考虑手术治疗。有蛋白尿者不宜手术。

340. 抗反流手术治疗有何新进展？

传统抗反流手术已在临床上应用 20 多年，近年推荐使用内镜下注射聚四氟乙烯(teflon)治疗。儿童的成功率最高可达 93%，成人为 73%。术后反流复发率与膀胱输尿管反流程度有关，反流越重，复发率越高。此方法的优点为：①病死率低。②仅需要短时麻醉。③仅需短期住院。④易被患者接受。

341. 中医中药对反流性肾病有何治疗方法？

中医无反流性肾病名称，根据其临床表现和病理演变，大致属于中医学的“虚痨”、“腰痛”、“淋症”等病范围。常用的药方辨证治疗有：

(1)三草桃红汤：功用为活血祛淤，通络利水。可治疗肾盂积水。

方剂：车前草 30 克，益母草 30 克，草决明 30 克，桃仁 12 克，红花 12 克，当归 12 克，川芎 12 克，生地 12 克，赤芍 12 克，茯苓 15 克，桂枝 15 克。每日 1 剂，水煎取汁，分 3 次温服。

辨证加减：①腰痛史超过半年者，加蜈蚣、丹参。②肾绞痛者，加三七粉、延胡。③血尿者，加地榆、小蓟。④腹水者，加防已、大腹皮。⑤多尿者，加黄芪、五味子。⑥阴虚者，加山萸肉、山药。⑦阳虚者，加鹿角胶、菟丝子。⑧气虚者，加太子参。⑨

结石者，加冬葵子、海金沙。⑩水及电解质紊乱者，适量补液。

(2)地黄车前汤：功用为补肾活血，益气利水。主治肾盂积水。

方剂：熟地 12 克，寄生 12 克，白术 12 克，泽泻 12 克，山萸肉 9 克，丹皮 9 克，川芎 9 克，红花 6 克，益母草 30 克，车前子 30 克。每日 1 剂，水煎取汁，分 3 次温服。

辨证加减：①血尿者，加小蓟、蒲黄、藕节。②结石者，加鸡内金、海金沙、金钱草、石韦、冬葵子、桃仁等。③少尿水肿者，加猪苓、防己。

(3)温阳利水方：其功用为温阳利水，主治肾阳虚之肾积水。

方剂：附子片 6 克，肉桂 3 克，(或桂枝 9 克）川椒 3 克，补骨脂 9 克，川断 9 克，女贞子 30 克，黄精 15 克，泽泻 30 克，车前草 30 克。水煎服，每日 1 剂。

辨证加减：①有热者加知母、黄柏。②气虚加党参、黄芪。③气滞加枳壳、乌药。④下焦湿热加黄柏、四季青、鸭跖草。⑤血尿加侧柏叶、血见愁、白茅根、三七。

342. 梗阻性肾病的治疗原则是什么？

(1)积极去除梗阻病因。最理想的治疗是去除梗阻病因。若梗阻尚未造成严重的不可恢复的损害，则去除病因后效果良好。

(2)及时控制感染。当梗阻合并感染时，不仅感染难以控制，还可加速肾功能损害。除选择有效抗生素外，最根本的是去除梗阻病因。

(3)必要时行血液净化治疗。当梗阻造成肾功能衰竭，甚至无尿时，一般无需急诊手术，可先行透析疗法，使患者一般情况好转，查明病因后再进行合理的治疗。

(4)在情况紧急或梗阻原因不能去除时，应在梗阻以上行造口手术。手术可为暂时性的，一旦梗阻病因解除即可终止；如梗阻病因不可解除，则行永久性造口。

343. 治疗尿路梗阻发生感染时应注意什么？

尿路梗阻是尿路感染反复和难以治愈的原因。由于感染可导致肾组织加剧破坏，并易发生败血症，因此对并未发生尿路感染的尿路梗阻患者应尽快解除梗阻，严格无菌操作。对反复尿路感染患者在使用有效抗生素的同时，应采取措施使尿流畅通。抗生素治疗应当彻底，一般主张在尿菌消失后每晚服用一次，持续6周。

344. 尿路梗阻解除后肾功能恢复如何？

一般认为在1周以内的尿路完全性梗阻解除后，肾脏可完全恢复其原有功能，超过1周的完全性梗阻，在解除梗阻后难以全部恢复。完全性梗阻2周，在解除梗阻后3～4个月内，肾小球滤过率仅能恢复至70%。4周以上的完全梗阻，在解除后，肾小球滤过率仅能恢复至30%。超过6周的完全性梗阻即使解除梗阻，肾功能极难恢复。超过8周则肾功能几乎完全丧失。

345. 中医中药如何治疗梗阻性肾病？

中医认为其病因是湿热蕴结下焦，或淤浊内阻，阻塞尿道，尿路不畅，损伤肾脏，导致肾之阴阳失调，气化不行，水道不利，从而出现虚实夹杂之证。

(1)导水地黄汤：其功用为消炎，排石，导水，主治肾盂积水。

方剂：生地15克，海金沙15克，丹皮12克，泽泻24克，猪苓24克，茯苓24克，赤小豆24克，滑石24克，金钱草24克，连翘20克，石韦20克，萹蓄18克，瞿麦18克，甘草梢6克。水煎取汁，分次温服。

辨证加减：①确诊为尿路结石、畸形、肿物者，加三棱、莪术、炙山甲、鸡内金。②腰痛明显者，加川断、杜仲。③出现血尿者，加白茅根、萆薢、芡实。④腰腹痛重者加白芍、五灵脂、没药。

(2)温阳排石汤：其功用为温肾利尿，消积排石。主治肾积水。

方剂：益智仁30克，菟丝子30克，金钱草30克，海金沙30克，车前草30克，王不留行30克，泽泻24克，郁金15克，附子10克，鸡内金10克，桂枝10克，大黄10克，穿山甲6克。每日1剂，水煎服。早、晚各1次，4日为1个疗程。

辨证加减：①湿热、小便涩痛者，去附子、桂枝，加萹蓄、瞿麦。②腰痛、小便疼痛者，加怀牛膝、石韦。

(3)三黄桂甲汤：其功用为益肾填精，健脾益气，清利湿热，活血祛淤。主治前列腺肥大。

方剂：生黄芪30克～50克，生大黄9克～15克，地黄20克～25克，肉桂3克～6克，穿山甲6克～10克。水煎服，每日1剂，一般服用4～8周。

辨证加减：①肾气亏虚者，加菟丝子、覆盆子、枸杞子、山萸肉。②脾虚气陷者，加党参、白术、升麻、柴胡。③湿热下注者，加黄柏、滑石、车前子。④气滞血淤者，加王不留行、赤芍、琥珀末(冲服)。

(4)益气通阳排石汤：其功用为益气通阳，利水排石。主治石淋。

方剂：小茴香5克，肉桂5克，黄芪30克，金钱草30克，滑石30克，王不留行30克，党参15克，石韦15克，乌药12克，桔梗10克。水煎服。每日1剂，每次煎服250毫升，日服4次，25日为1个疗程。

辨证加减：①肾绞痛者，加五灵脂、延胡索、大黄。②尿血者，加琥珀、蒲黄炭、炒栀子。③尿频、尿急、尿痛者，加瞿麦、车前子。④肾虚腰痛者，加菟丝子、续断。

346. 有哪些排石之中成药？

(1)排石冲剂：其功用为利水通淋、排石。主要成分：金钱草、车前子、徐长卿、木通、忍冬藤、石韦、瞿麦、冬葵子、滑石。用量和用法：每次1袋，每日3次，开水冲服。

(2)双金冲剂：其功用为活血散淤，清热利湿，通淋排石。主要成分：金钱草、海金沙、硝石、蒲黄等。用量与用法：每次1包(24克)，每日3次，开水冲服。孕妇忌服，糖尿病患者慎用，服药期间应多饮水，多活动，以促进结石排出。

347. 梗阻性肾病患者在生活中应注意什么？

加强体质锻炼，提高机体防御疾病的能力，积极消除感染灶和各种诱发因素，以防本病合并症的发生。并应注意保暖，切勿受凉，起居有常，饮食有节，动静结合，避免过劳，保持心情舒畅，做好个人卫生。同时应在医生的指导下，积极寻找造成梗阻的原因。若病因已明确，则应采取相应的防治措施，以免使病情复发或加重。在治疗期间，应根据不同的治疗方法，在医生的指导下，定期复查腹部B超、X线腹部平片，或膀胱镜检查等。对泌尿系结石的患者，疼痛严重者，嘱其注意休息，鼓励多饮水。只要疼痛不厉害或较易忍受，在治疗期间宜动静结合，适当增加体力活动。特别是在服药后1～2小时内，应做跳跃运动，以促使结石下移或排出体外。平时应忌饮酒、辛辣厚味及刺激性调味品或食物。

348. 泌尿系结石患者饮食应注意什么？

泌尿系结石患者的饮食应根据结石的化学成分，调整饮食，以减少结石成分来源，调节尿 pH 值，减少结石形成的机会。

（1）大量饮水：不论何种结石，患者每天饮水量应在 2 000 毫升以上，最好是 3 000 毫升～4 000 毫升，并且保持一定的夜间尿量，要求睡前饮水 500 毫升，每天起床排尿后再饮水 200 毫升。

（2）不同结石的饮食结构：①草酸钙结石。应低草酸、低钙饮食。要少食用菠菜、芦笋、核桃、甜菜、油菜、雪里蕻菜、榨菜、海带、香菇、虾米、浓茶、各种豆类、豆腐、牛奶等。可提供产碱食物以碱化尿液，如多吃水果及低草酸蔬菜。②磷酸钙和磷酸铵结石。应以低钙、低磷食物为宜，并应酸化尿液。高磷食物包括蛋类、动物内脏、鱼卵、沙丁鱼、黄豆及花生等。应使用产酸的食物，如粮食制品、面条、面包等。③尿酸结石。应低嘌呤饮食，禁食肝、脑、肾等动物内脏及肉类、蛤、蟹、菠菜、豆类、芦笋、香菇等；可以食用鸡蛋、牛奶；多吃水果及低嘌呤的蔬菜，有利于尿液碱化。

349. 慢性肾功能衰竭并发肾盂肾炎应如何治疗？

肾盂肾炎若长期不愈，最后可导致尿毒症，特别是复杂性肾盂肾炎更是如此；另外，各种肾脏病引起的慢性尿毒症，亦易发生肾感染。故肾感染常常成为导致尿毒症的因素。一旦肾感染得到控制，尿毒症症状往往可减轻。

(1)尿毒症时肾脏血流量减少，抗生素在肾组织内达到有效浓度的时间延缓，故细菌易产生耐药性；尿毒症并发肾感染的致病菌多在医院里获得，故多为抗药菌株。而在尿毒症时，为了避免全身中毒，抗生素往往要减量使用，肾内抗生素浓度不容易达到灭菌水平，故疗效较差。

(2)多粘菌素、卡那霉素、链霉素、万古霉素等具有肾毒性的药物应慎用，四环素会加重氮质血症，呋喃坦啶等药物在肾功能衰竭时易产生神经炎等毒性症状，故在肾功能衰竭时不宜使用。

(3)尿毒症时不宜用抗生素作长疗程抑菌治疗，因患者药物排泄减慢，既达不到抑菌目的，又易发生积蓄中毒。一般认为对尿毒症并发尿路感染患者宜选用复方磺胺甲恶唑(复方新诺明)、环丙沙星、氨苄西林、头孢菌素、氧氟沙星(奥复星)、头孢曲松(菌必治)等，这些药物在血、尿中的浓度较高，副作用较小，故疗效较好。但应根据肌酐清除率调节剂量。对于无症状细菌尿，则可选用抗生素治疗1～2个疗程，如果不能消灭尿中细菌，则可暂停药观察，并密切追踪，一旦发现尿路感染症状，再次应用足量的有效抗生素治疗。若企图根治细菌尿，而长期连续用药，不但达不到目的，而且易导致耐药性细菌侵入，治疗上将更困难。

350. 何谓尿路感染的局部治疗？

反复发作非梗阻性尿路感染，尤其是顽固不愈的慢性患者，采用全身给药治疗效果不理想时，可考虑采用局部疗法：

(1)膀胱内药液灌注：膀胱内药液灌洗法治疗顽固性尿路

感染已有30年历史。该方法是用抗生素膀胱内灌注以达到膀胱内灭菌。Boutros 用0.2%新霉素液100毫升作膀胱内滴注,治疗36例反复发作尿路感染患者,其中20例灭菌而无复发。国内亦有学者对顽固性尿路感染采用多种抗生素作膀胱内灌注,每日1次,7次为1个疗程,取得满意效果。

(2)输尿管导管药液滴入法:对于顽固难以治愈的肾盂肾炎患者,可采用输尿管导管滴入法治疗。在膀胱镜下插入输尿管导管直至肾盂,用0.2%新霉素或卡那霉素溶液反复滴注,3~5天,可取得良好疗效。

351. 如何预防尿路感染?

尿路感染主要为上行感染,故预防的方法应为:

(1)有尿路感染史的患者平日应多饮水,使每日尿量保持在1500毫升以上,并坚持每2~3小时规律地排尿1次,可降低尿路感染的再发率。

(2)应经常注意阴部清洁,以减少尿道口细菌量,特别是女性月经期、妊娠期和产褥期;男性如包皮过长,应注意清洁,包茎应矫治。

(3)应尽量避免使用泌尿外科器械检查,必要时,要注意严格消毒。已有细菌尿者,作尿路器械检查时宜先控制感染。以前有反复发作尿路感染史者或尿路有解剖上或功能上异常者,在尿路器械检查前后48小时,应服用抗生素预防。所有患者在尿路器械检查的48小时后宜作尿培养,以观察有否尿路感染。放置导尿管的头3天,应给予抗生素,可延缓尿路感染的发生。但3天以后,则服用抗生素亦无效。

(4)尿路感染的再发生与性生活有关者,可在性生活后排尿(有膀胱-输尿管反流者,则应重复排尿),并即内服1个剂量的抗生素；有人认为，女性尿路感染的反复发作，也可能与其配偶的包皮过长有关，应同时进行矫治。

(5)尿路感染发作较频的女性患者，如能每夜服1个剂量的抗生素预防，可减少尿路感染的再发生率。

352. 肾结核患者应如何休养？

肾结核是全身性疾病，与任何其他器官的结核病一样，必须重视全身治疗，应有充分的休息和营养，需要阳光和新鲜空气，不需完全卧床休息，可以作户外活动，但不宜疲劳。可开展医疗体育活动，增强抵抗力。除手术治疗者需住院外，一般均可在门诊治疗和观察。

353. 如何选择最适当的治疗方法治疗肾结核？

抗结核药物治疗是基础治疗，应掌握最佳时机，适时进行手术治疗。在治疗中应避免两种倾向，一是过分强调药物作用，而忽视手术治疗。对肾的破坏性病变(干酪坏死、空洞、纤维)严重，血循环差，药物不能充分发挥有效作用的患者，如单纯应用药物治疗，延误手术时机，则可使输尿管和膀胱发生瘢痕挛缩，造成尿路梗阻，导致肾积脓，健肾积水，预后差。二是忽视药物的治疗作用，强调手术治疗。对于不适于手术者，用药疗程不足，过早停药，则增加复发机会。肾结核的治疗必须全面考虑肾病变损害和患者全身情况选择最适当的治疗方法。

354. 治疗肾结核为什么要联合用药？

理想的药物治疗要采用联合用药和彻底治疗的原则，并选用敏感药物。目前大多数学者认为对肾结核应早期和积极采用长程疗法，即联合应用 2～3 种抗结核药物，因为单独使用一种药物，细菌在短期内即会产生耐药性，影响治疗效果。一般的方法是先联合使用 3 种抗结核药物治疗 3～6 个月后，然后使用 2 种药物用至 1 年半。

355. 常用抗结核药物有哪些？

一旦诊断确立，应积极抗结核治疗。理想的药物治疗应采用联合用药和彻底治疗的原则，并选用敏感药物。联合用药的目的是彻底消灭耐药菌，并使它们不致发展为优势的耐药菌。彻底治疗是要求药量充分，疗程要足够长。以往认为肾结核药物治疗应不少于 2 年，随着各种有效的抗结核药物问世，目前认为药物治疗可少于 1 年，在早期病例可用药 6～9 个月，即可能治愈。但是，随着抗结核药物的广泛应用，耐药结核杆菌有增长趋势，因此凡药物治疗效果不好者，应进行结核杆菌药物敏感试验，选择有效的抗结核药物。常用抗结核药物剂量如下：异烟肼 200 毫克～300 毫克/日；利福平 900 毫克/日；吡嗪酰胺 1 克～1.5 克/日（2 个月为限，避免肝毒性反应）；链霉素 0.75 克～1 克/日，肌内注射；乙胺丁醇 每日 25 毫克/千克体重（2 个月后改每日 15 毫克/千克体重）。

目前认为最有效的抗结核药物治疗为异烟肼、利福平和吡嗪酰胺。1979 年提出 6 个月治疗方案：利福平 600 毫克，1 次/日；异烟肼 300 毫克，1 次/日；吡嗪酰胺 1 克，1 次/日及维生素 C 1 克，3 次/日，共 2 个月，而后利福平 900 毫克，1 次/日；异烟肼 600 毫克，1 次/日及维生素 C 1 克/日，共 4 个月。主张抗结核药物临睡前服药同时喝牛奶，不仅能使药物达到治疗浓度，也有助于患者耐受药物。

抗结核药物治疗期间，每月应作尿常规和结核菌培养。如病变明显者，则每3个月应作静脉肾盂造影或CT检查，以检查在痊愈的过程有否发生输尿管狭窄。随诊时间应根据结核病变的轻重决定。轻者5年内不复发，可认为已治愈。重者随诊时间需10～20年，甚至更长。

356. 服用异烟肼时为什么应同时服用维生素B_6？

异烟肼是目前最有效的抗结核药物之一，对结核杆菌有杀菌作用。口服后很快被肠道吸收，能迅速弥散到身体各组织和体液内，可渗入巨噬细胞，因而可杀死细胞内结核杆菌。异烟肼70%从肾排泄，其毒性很小，可服用2年甚至更长时间而无明显毒性反应。主要副作用是精神兴奋、感觉异常、周围神经炎等。异烟肼结构与维生素B_6相似，周围神经炎与维生素B_6不足有关，应用维生素B_6每日50毫克～100毫克即可防止，尤其可以防止发生导致失明的视神经炎。长期服用异烟肼可使血清转氨酶升高，一般不造成严重肝脏损害，停药后可恢复。

357. 链霉素治疗肾结核效果如何？

链霉素对结核杆菌有杀菌作用，肌内注射后很快弥散到大部分组织并达到有效浓度，主要在细胞外液，不能迅速进入细胞内，极少能进入巨噬细胞，但可进入结核空洞内。链霉素经肾小球滤过从尿排出，药物在尿中浓缩，能杀死尿液中结核杆菌和部分非特异性细菌。链霉素每日用量1克或0.75克，分2次肌内注射，连续2～3个月后改为每周2次，每日1克。链霉素在pH值7.8时疗效最好，pH值低于6时疗效明显降低，可同时服用碳酸氢钠以提高尿pH值。

必须注意肾脏功能不全时，链霉素排泄延缓，无尿时半衰期可长达50～100小时，药物积蓄容易发生中毒。随着其他有效抗结核药物的广泛应用，链霉素的不良反应使之应用日趋减少。

358. 链霉素有哪些主要毒副作用？

链霉素主要副作用和毒性反应是对第8对脑神经的影响。眩晕发生后如及时停药尚可望恢复，但耳聋则往往是永久性的，甚至停药后尚可加重。链霉素的毒性反应可由孕妇血液经胎盘传至胎儿，所以有小儿出生即失听者。毒性反应与剂量和血浓度有关，大剂量、老年人、肾功能不全者容易发生。链霉素的毒性反应个体差异很大，个别患者注射数日即发生耳聋，因此凡注射后有耳鸣或耳内异常感觉时，即应停药。链霉素可致变态反应，如皮疹和发热，偶有发生剥脱性皮炎的。

359. 利福平是疗效良好的广谱抗菌药物吗？

利福平对结核杆菌有杀菌作用，抑制细菌核糖核酸(RNA)合成，可进入巨噬细胞，是新的疗效良好的广谱抗菌药物。其作用与异烟肼相同，但与其他抗生素无交叉耐药性，对耐药菌株和非典型结核分枝杆菌亦有效。口服吸收好，血中可有持续高浓度，肾组织及尿内亦可达到高浓度，与异烟肼、乙胺丁醇合用有协同作用。全日用量600毫克，分1～2次空腹服用。该药毒性小，但近年来亦发现有引起肝炎(黄疸)和自身免疫性血小板减少症的。

360. 吡嗪酰胺有何副作用？

吡嗪酰胺抗结核杆菌的疗效好，对结核杆菌有杀菌作用。特别是与异烟肼、利福平合用是当前最佳治疗方案，可杀死酸性环境巨噬细胞内结核杆菌。主要毒性反应是肝损害，可有黄疸和血转氨酶升高。使用该药时应每 2 周检查 1 次肝功能。每 6 小时 250 毫克则毒性反应小，每日量在 1.5 克以内，一般无严重毒性反应。吡嗪酰胺偶可引起高尿酸血症，这是因为该药的代谢产物吡嗪酸抑制尿酸经肾脏排泄，而出现高尿酸血症所致，故有痛风的患者不宜服用本药。

361. 为什么肾功能不全患者应慎用乙胺丁醇？

乙胺丁醇对结核杆菌有抑菌作用，可有效地治疗耐异烟肼、链霉素和对氨水杨酸钠的结核杆菌感染。该药与吡嗪酰胺、乙硫异烟胺合用效果更好，口服在胃肠道吸收快，有一半经肾排泄，肾功能正常时无积蓄作用。主要毒性反应是引起视神经炎和视网膜炎。表现为视力模糊，不能辨别颜色，尤其是绿色，视力障碍可较快发生。早期视力测定和眼底检查可无明显改变，因此要定期测验辨色力。临床上部分患者发生视神经炎时，早期可无自觉症状；部分可出现视力模糊、视力疲乏、眼灼热感、湿润、流泪、羞明等。症状多发生在治疗 2～6 个月，毒性反应与剂量大小有关。发现后应及时停药，服用维生素 B、C 等。一般可逐渐恢复，但也有发生双眼视神经萎缩，视力不能恢复者。当肾功能不全时，肾脏排泄该药物受阻，药物在体内蓄积，容易发生药物毒性反应。故肾功能不全患者应慎用该药。

362. 目前认为最有效的抗结核治疗方案是什么？

目前认为最有效的抗结核药物治疗为异烟肼、利福平和吡嗪酰胺联合应用。

结核病灶中不同状态特殊菌群分为以下几类：

(1)迅速不断分裂的结核杆菌,可用杀菌药异烟肼、利福平和链霉素。

(2)间歇可代谢结核杆菌,是经过几小时或稍长时间代谢的结核杆菌,只有利福平有效,因为它杀菌作用迅速,而其他药物达不到,尤其是异烟肼要等1天才能开始杀菌。

(3)酸性环境巨噬细胞内结核杆菌,吡嗪酰胺对这类细菌最有杀伤力,在酸性环境下作用加强。利福平次之。

(4)完全休眠的结核杆菌,不致病,亦不能用药物杀死。

363. 泌尿系结核抗结核疗法的效果比抗肺结核的效果要好的说法对吗?

长期临床实践发现泌尿生殖系结核的治疗效果比肺结核的治疗效果要好,这是因为:

(1)肾结核的结核杆菌含量没有肺结核那样多。

(2)尿内抗结核药物浓度较高。

(3)肾血液供应丰富,异烟肼、利福平、链霉素等药物透入空洞后都能达到杀菌的有效浓度。

(4)利福平能渗透入肾内各处,链霉素杀灭空洞内或细胞外繁殖快的细菌,异烟肼对繁殖快的细菌作用好、对细胞内外繁殖慢的细菌亦有作用,利福平对细胞内外繁殖快或慢的细菌的作用都好,吡嗪酰胺仅对细胞内的细菌有效。

364. 药物抗结核治疗时应注意什么?

肾结核必须重视全身治疗,对局部病变的治疗只能与全身治疗结合,才能取得最好疗效。所以肾结核的治疗原则是综合治疗。以抗结核药物治疗为基础治疗,掌握最佳时机,适时地配合手术治疗。要处理好药物治疗和手术治疗的关系,必须避免两种偏向，一是过分强调药物治疗，而忽视手术治疗；二是忽视药物的治疗作用，强调单纯手术治疗。对有手术指征的患者，术前与术后不用药物治疗，或用药物治疗时间过短，可影响手术治疗的效果和预后。抗结核药物治疗时应遵循早期、联用、规律、适量、全程的原则。

365. 肾结核患者治疗后如何强化管理？

结核病患者的管理是非常重要的。影响治疗顺利进行的因素较多，长程化疗由于治疗期长，如果管理跟不上，不规律用药，中断治疗，失败率高。有些患者因为未进行治疗后强化管理，服药治疗后尿常规检查一度正常，误认为疾病治愈，自行停药及减少药物剂量，致使治疗失败。

对于门诊治疗患者应做到：

(1)掌握病人用药过程中出现的问题，及时发现及时处理，防止早期中断治疗。

(2)头 3～6 个月常是强化治疗期，也是取得疗效的关键时期，应严格按医嘱用药。

(3)掌握患者合作情况，同时要培养病人每天规律服药的习惯。

(4)要求患者每周复诊，及时发现药物副作用，并采取措施防止因药物副作用造成中断治疗。

366. 手术治疗肾结核的原则是什么？

尽管抗结核药物治疗已有很大进展，但肾结核的手术治疗仍占重要地位。凡药物治疗无效或肾结核破坏严重者，均应在药物治疗配合下进行手术治疗。手术治疗原则：

(1)泌尿系与生殖器以外无活动性结核病灶。

(2)术前、术中与术后均使用足够的有效抗结核药物。

(3)手术应尽量保存健康的肾组织,以维持正常的肾功能。

367. 肾结核时肾切除有哪些手术指征?

以下情况适于肾切除术:

(1)单侧肾结核广泛破坏或已丧失功能,而对侧正常时,作病侧肾切除术。

(2)双侧肾结核一侧广泛破坏,而另一侧病变轻微,足以代偿时,先行抗结核药物治疗,再将重病侧肾切除。

(3)单侧肾结核,功能丧失,对侧严重肾积水,应根据积水肾的功能情况,如肾功能代偿良好,先切除无功能肾,再作对侧输尿管狭窄术;如肾功能代偿不良,则先引流积水肾,再切除无功能肾。无功能肾应切除,如无症状,也可在严密观察下在必要时切除。

368. 肾病灶清除术有何优点?

肾病灶清除术是药物治疗的补充,在有效的抗结核药物治疗下能最大限度地保存肾组织。适用于闭合性的结核性脓肿,与肾盏不相通者,有无钙化均可手术,但病灶与肾盏相通或下尿路有梗阻者不宜手术。手术为切脓肿顶部,清除干酪坏死组织和有结核病变的肾组织,局部放入链霉素,术后伤口引流3~4日。此手术方法简单、安全、出血少。在惟一肾而有结核性脓肿时,切开空洞减压和病灶清除可使受压周围组织恢复功能。近年来,由于X线检查技术的改进,可在荧光屏观察下或超声指导下穿刺排脓,代替病灶清除术。

369. 肾结核患者肾切除后仍需要药物治疗吗？

肾结核在手术前后均需配合药物治疗。肾切除前需用药物治疗 1 个月；保留肾组织的手术（如肾病灶清除术、肾部分切除术）以及肾并发症的修复手术（如输尿管梗阻的整形术、膀胱扩大术、肠膀胱瘘修复等），在手术前均需要使用抗结核药物治疗 3～6 个月。手术后应继续药物治疗 1 年以上。

肾结核常是全身结核的一部分，若同时存在肺、骨关节、肠结核或既往有其他器官结核病史时，则手术治疗前应有更充分的药物治疗。如果其他结核病器官也需要手术时，应通盘考虑，适当安排。肾结核手术前应对整个泌尿生殖系统作全面检查，了解肾功能情况和并发症，以便有一个全面的治疗和手术计划。

370. 如何预防肾结核？

预防肾结核主要是预防肺结核，因为肾结核的原发结核病灶常在肺。临床上不仅要防止肺结核的发生，在已有肺结核时，应充分治疗，防止其蔓延至肾。肺结核和骨关节结核病患者应经常作尿结核杆菌检查，以便发现尚未出现临床症状的早期肾结核。早期诊断，及时治疗，可以避免造成不可逆性的肾结核损害。

对于肾结核患者的尿应当严格消毒处理，因为肾结核患者尿内有结核杆菌，要注意防止播散感染。

371. 肾结核对侧肾积水如何处理？

肾结核对侧肾积水是肾结核的晚期并发症，是由于膀胱、输尿管结核的梗阻性病变引起。其治疗包括肾结核、对侧肾积水和膀胱结核三者的治疗，实质是在药物治疗下切除结核病肾，解除肾积水侧的梗阻和争取恢复膀胱功能。治疗的核心问题是如何保存和恢复已有积水的肾脏功能。

372. 男性生殖系结核如何治疗？

肾结核男性患者多数并发生殖系结核。男性生殖系结核在临床上最常见的是附睾结核。主要采用药物治疗。治疗方法同肾结核，但时间可酌情缩短。附睾病变较严重或已有寒性脓肿者，可手术治疗，切除附睾或行附睾病灶清除术，应尽可能保存睾丸组织。

373. 如何评价肾结核治疗效果？

肾结核临床治愈标准：

(1)尿常规持续正常 6 个月以上。

(2)肾盂造影显示肾脏病变稳定在 1 年以上，并且没有严重的输尿管梗阻征象。

(3)经多次复查，尿培养结核杆菌均阴性。但是，临床治愈后仍不能放松临床观察，抗结核药物治疗的随诊时间，应根据结核病变的轻重来决定。轻者 5 年内不复发，可认为已治愈。但若有明显的膀胱结核，或合并肺结核、骨关节结核者，随诊时间需长达 10～20 年，甚至需要更长时间的观察。

374. 肾结核的预后如何？

肾结核是进行性病变，如果得不到有效的治疗，出现临床症状后能生存 5 年者不足 30%，生存 10 年者不足 10%。随着抗结核药的进展，肾结核预后大为改善。早期肾结核的化疗十分有效，如在早期发现并进行及时和有效的治疗，绝大多数可治愈。但若肾结核得不到早期诊断和治疗，则病变会进行性地损害肾脏，造成肾脏的广泛破坏，或形成输尿管狭窄、膀胱挛缩，导致尿路梗阻和膀胱功能丧失，此时即使手术治疗也难以恢复。如双侧肾脏已被结核病灶广泛破坏，则患者会出现肾功能衰竭，预后不良。

375. 中药治疗肾结核有什么药方？

（1）大补阴丸加减：其功用为滋阴降火，凉血止血，清热利尿。

方剂：知母 10 克，黄柏 10 克，生地 24 克，龟甲 12 克，阿胶 6 克（烊化），滑石 15 克，甘草 6 克。水煎服，每日 2 次。

辨证加减：①低热者，加地骨皮、银柴胡、鳖甲。②心烦不眠者，加枣仁、百合、夜交藤。③尿频、尿痛者，加黄芩、蒲公英。

（2）生脉散合车前草汤：其功用为益气养阴，凉血止血。

方剂：党参 15 克，麦冬 10 克，五味子 6 克，茜草 10 克，车前草 12 克，地骨皮 10 克，阿胶 6 克（烊化），黄芩 10 克。水煎服，每日 2 次。

辨证加减：①低热，加银柴胡、知母、鳖甲、龟甲。②盗汗，加浮小麦、煅牡蛎。③肾精亏虚，加龟甲、鳖甲、冬虫夏草、杜仲。

（3）六味地黄丸加减：其功用为滋阴补肾，清热通淋。

方剂：生地 24 克，山药 10 克，茯苓 10 克，丹皮 10 克，山茱萸 10 克，泽泻 10 克，旱莲草 12 克，白茅根 30 克，车前草 15 克。水煎服，每日 2 次。

辨证加减：①尿痛甚者，加蒲黄、蒲公英。②潮热者，加银柴胡、鳖甲、地骨皮。③血尿重者，加血余炭。

（4）小蓟饮：其功用为凉血止血，利水通淋。用于血淋，血尿，小便数频，赤涩热痛，舌红苔黄，脉细数等。

方剂：小蓟 10 克，生地 12 克，当归 6 克，藕节 18 克，蒲黄 6 克，山栀子 12 克，滑石 10 克，木通 10 克，竹叶 10 克，甘草 4.5 克。水煎服，每日 2 次。

辨证加减：①面色萎黄贫血者，加党参、黄芪、熟地。②胃纳差者，加藿香、佩兰。③低热者，加银柴胡、地骨皮。④心烦不眠者，加枣仁、夜交藤。

376. 常用治疗丝虫病的药物有哪些？

治疗丝虫病多采用乙胺嗪（海群生）0.2 克，每日 3 次，7 日为 1 个疗程。卡巴胂 0.25 克，每日 2 次口服，10 日为 1 个疗程。左旋咪唑 100 毫克，每日 2 次，连服 5 日。

377. 如何治疗乳糜尿？

乳糜尿以中医中药治疗为好，一般以通利固涩或补益化湿为主要治则。常用方药为五子衍宗丸加减。对久治不愈的乳糜尿患者，经膀胱镜、逆行尿路造影及淋巴管造影，确定乳糜进入尿路的部位后，可考虑手术治疗。

378. 如何治疗滴虫性尿路感染？

治疗滴虫性尿路感染首选甲硝唑（灭滴灵）0.2 克，每日 3 次，7～10 日为 1 个疗程。也可用曲古霉素，每日 10 单位，分 2 次服，5～7 日为 1 个疗程。另外，金霉素对滴虫也有效，可与甲硝唑合用或交替使用，每次 0.5 克，每日 4 次，共用 10 日。

应注意的是必须检查其他生殖泌尿系有无滴虫感染，如夫妇均有感染应同时治疗。

379. 尿路阿米巴病应如何治疗?

尿路阿米巴感染的现代治疗,多倾向于首选甲硝唑(灭滴灵),每次0.75克,每日3次,5~10日为1个疗程;或0.6克,每日3次,共30日。对于阿米巴肾脓肿患者的治疗不能过短,以免复发。

其次,选用盐酸吐根碱,每日1毫克/千克体重,深部肌内注射,共6日,重症可继续用半量注射6日。也可用去氢吐根碱每日1毫克~1.5毫克/千克体重,肌内注射,每日1次,10日为1个疗程。吐根碱的毒性较大,目前较少使用,去氢吐根碱的心脏毒性较吐根碱低。

也可使用氯喹0.25克,每日3次,共服5日,然后改为每日2次,共服30日。

肾阿米巴脓肿或肾周围脓肿者,必要时应切开引流。

380. 真菌性尿路感染应如何治疗?

治疗真菌性尿路感染包括局部及全身用药:

(1)全身给药:轻症病例可口服氟胞嘧啶,剂量为每日150毫克/千克体重,连服1~3个月。由于该药95%由肾排出,故对肾念珠菌感染疗效好。也可用酮康唑0.4克/日。对于播散性念珠菌感染的重症病例,或局灶感染持续不消退者,可用两性霉素B静脉滴注每日0.1毫克/千克体重开始,逐渐加至每日1毫克/千克体重,耐受性差者可酌减剂量;临床疗效差者可酌加剂量;病情严重者,每日剂量可用至60毫克,病情稳定后再改用25毫克~35毫克/日。由于两性霉素B有肾损害作用,在肾功能衰竭时,应按肌酐清除率减量使用。在用药过程中,应每周测血肌酐和血尿素氮1次,一旦出现药物肾损害应及时停药或换药。

(2)局部给药:局部给药适用于膀胱真菌感染。可经尿道插管,用两性霉素B 50毫克/升冲洗膀胱,每日1次,持续7~10日。也可用制霉菌素200万单位/升,每6小时1次,直至尿真菌转阴。

381. 治疗真菌性尿路感染应注意哪些问题?

真菌性尿路感染如能早期诊断,恰当治疗,效果较好。在治疗中应注意消除易感因素,这是预防和治疗真菌性尿路感染的最好方法。这些因素有避免长期使用抗生素、免疫抑制剂,解除尿路梗阻、控制糖尿病等。

碱化尿液在治疗真菌性尿路感染中是重要的,因真菌在酸性尿中繁殖迅速,给予碳酸氢钠口服,每次1克,每日3次,以碱化尿液,造成抑制真菌生长的环境。

在治疗真菌性尿路感染时应注意真菌性尿路感染与细菌性尿路感染并存,在制定治疗方案时,应二者兼顾。

382. 哪些药物可以治疗支原体尿路感染?

支原体尿路感染的治疗,应选用抑制支原体蛋白质合成的抗生素,如卡那霉素、红霉素、氯霉素、林可霉素及克林霉素等。

383. 患有淋菌性尿道炎应注意哪些问题?

急性淋菌性尿道炎的患者应卧床休息,保持阴部卫生,避免挤压尿道及性交,以免炎症扩散。同时,性交可以使配偶受感染,故在治愈之前禁止性交。平时应注意洗手,以防尿道分泌物污染其他物品,如尿道分泌物污染眼球,可发生淋菌性眼炎。

384. 哪些药物可以治疗淋病？

(1)淋必治：4 克，1 次肌内注射，同时给予四环素 0.25 克～0.5 克，每日 4 次口服，共 3 周。这是目前治疗淋病的首选药物之一。

(2)青霉素类药物：氨苄西林 3 克或阿莫西林 3 克，1 次口服；青霉素 G 480 万单位，1 次肌内注射；或头孢甲氧噻吩(头孢西丁)2 克，1 次肌内注射。上述 4 种药物均同时口服丙磺舒 1 克，可任选其中一种药物使用。

(3)头孢曲松(菌必治)：1 克，1 次静脉注射，同时给予四环素 0.25 克～0.5 克，每日 4 次口服，共 3 周。适用于起病急且症状较重的淋球菌尿道炎。

(4)喹诺酮类药物：氧氟沙星(氟嗪酸)400 毫克～600 毫克，1 次口服；诺氟沙星(氟哌酸)800 毫克～1000 毫克，1 次口服；环丙沙星 500 毫克，1 次口服。

(5)大环内酯类药物：红霉素 500 毫克，口服，每日 4 次连续 7 日；罗红霉素 150 毫克，口服，每日 2 次，连续 7 日。

(6)四环素类：四环素 500 毫克，口服，每日 4 次，连服 7 日；或多西环素(强力霉素)100 毫克，口服，每日 2 次，连续 7 日。

385. 如何治疗淋菌性尿道炎和宫颈炎？

(1)氧氟沙星(氟嗪酸)400 毫克～600 毫克，1 次口服；诺氟沙星(氟哌酸)800 毫克～1 000 毫克，1 次口服；环丙沙星 500 毫克，1 次口服(如肝肾功能不全者、孕妇及 8 岁以下的少年，禁用以上三种喹诺酮类药物)；或头孢曲松(头孢三嗪)250

毫克，1 次肌内注射；或头孢噻肟 1 克，1 次肌内注射。

(2)如无产生青霉素酶的淋病奈瑟菌流行，分离的淋球菌对青霉素敏感，可使用普鲁卡因青霉素 480 万单位，1 次分两侧臀部肌内注射；或阿莫西林 3 克，1 次口服；或氨苄西林 3.5 克，1 次口服；上述治疗应同时顿服丙磺舒 1 克。

(3)上述药物治疗后，为防止衣原体感染，继续服用多西环素（强力霉素）100 毫克，每日 2 次，连服 7 日。

(4)对上述药物过敏者，可用多西环素（强力霉素）100 毫克，口服，每日 2 次，连续 7 日（孕妇禁用）。

386. 合并输卵管炎和附睾炎的淋病应用何药物治疗？

(1)头孢曲松 250 毫克，每日肌内注射 1 次，连续 10 日；或壮观霉素 2 克，每日肌内注射 1 次，连续 10 日；或氧氟沙星 200 毫克，每日 2 次，口服，连续 10 日，肾功能不全者、孕妇禁用。

(2)如合并衣原体感染，在上述治疗后，用多西环素（强力霉素）100 毫克，每日 2 次，连服 5～21 日；孕妇用红霉素 500 毫克，每日 4 次，口服，连续 15～21 日。

387. 治疗播散性淋球菌感染使用哪些药物？

(1)头孢曲松 1 克，每 12 小时静脉注射 1 次，5 日后改用 250 毫克，每日肌内注射 1 次，连续 7 日；或头孢噻肟 1 克，静脉注射，每 8 小时 1 次，5 日后改为 1 克，每日肌内注射 1 次，连续 7 日。

(2)淋菌性脑膜炎或心内膜炎：头孢曲松 1 克～2 克，静脉滴注，每 12 小时 1 次。淋菌性脑膜炎疗程需 2 周，心内膜炎疗程至少 4 周。

388. 孕妇淋病用哪些药物治疗？

孕妇淋病可使用头孢曲松250毫克，1次肌内注射；或头孢噻肟1克，1次肌内注射；或大观霉素4克，1次肌内注射。为预防同时存在衣原体感染，用上述药物后，疗效不好者，可口服红霉素500毫克，每日4次，连服7日。

389. 儿童淋病如何治疗？

儿童体重在45千克以上按成人方案；体重低于45千克者按下列方案：

(1)头孢曲松125毫克，1次肌内注射；或头孢噻肟25毫克/千克体重，肌内注射，每12小时1次，共2次；或大观霉素40毫克/千克体重，1次肌内注射。

(2)如分离的淋球菌对青霉素敏感，可用普鲁卡因青霉素G10万单位/千克体重，肌内注射；或阿莫西林50毫克/千克体重，1次口服。以上疗法均应同时顿服丙磺舒25毫克/千克体重(最大量1克)。

390. 如何治疗淋菌性眼炎？

治疗成人淋菌性眼炎可用：①头孢曲松1克，肌内注射，每日1次，连续5日；或头孢噻肟1克，肌内注射，每日2次，连续5日。②如分离的淋球菌对青霉素敏感，可用青霉素G 1 000万单位，静脉滴注，每日1次，连续5日。③用生理盐水冲洗眼部，每小时1次，冲后用0.5%红霉素或1%硝酸银液点眼。

治疗新生儿淋菌性眼炎可用：①头孢曲松25毫克～50毫克/千克体重(单剂量不超过125毫克)，静脉注射或肌内注射，每日1次，连续7日，高胆红素血症婴儿，尤其是未成熟儿慎用；或头孢噻肟25毫克/千克体重，静脉注射或肌内注射，每日1次，连续7日；或大观霉素40毫克/千克体重，肌内注射，每日1次，连续7日。②如分离的淋球菌对青霉素敏感，可用水剂青霉素G每日10万单位/千克体重，分2次静脉或肌内注射（1周岁以下婴儿每日分4次），连续7日。③眼部处理同成人淋菌性眼炎，疗效不好者 应考虑有衣原体感染。

391. 如何确定淋病已治愈？

淋病性尿道炎治愈标准：

（1）经充分合理治疗后，临床症状、体征完全消失，3～6个月内无复发。

（2）尿检（包括前列腺按摩液）每月复查1次，至少复查3～6个月均正常。

（3）阴道分泌物在3～6个月内反复检查正常者。

392. 治疗非淋菌性尿道炎应注意哪些问题？

（1）治疗非淋菌性尿道炎应首选用对衣原体、支原体均有效的药物：①尿道炎（粘液脓性宫颈炎）：多西环素（强力霉素）100毫克，口服，每日2次，连续7～14日或阿奇霉素1克，单剂量口服，半衰期长达60小时，1次口服可维持有效血药浓度5日；或氧氟沙星（氟嗪酸）0.2克，口服，每日2次，连续7～14日；或红霉素500毫克，口服，每日4次，连续7～14日；或红霉素琥珀酸乙酯800毫克，口服，每日4次，连续7～14日；或罗红霉素0.3克，口服，每日1次，共7日。②妊娠期妇女：红霉素500毫克，口服，每日4次，连续7日；或红霉素250毫克，口服，每日4次，连续14日；或红霉素琥珀酸乙酯

800 毫克,口服,每日 4 次,共 7 日。③婴幼儿:新生儿眼结膜炎:红霉素每日 50 毫克/千克体重,分 4 次口服,连续 10～14 日。新生儿肺炎:红霉素每日 50 毫克/千克体重,分 4 次口服,连续 10～14 日。④儿童:体重小于 45 千克的儿童,红霉素每日 50 毫克/千克体重,分 4 次口服,共服 10～14 日;体重大于 45 千克,但年龄小于 8 岁的儿童,治疗方案同成年人(红霉素或四环素 500 毫克,每日 4 次,连续 7 日);阿奇霉素 1 克,1 次口服。

(2)判断治愈标准与随访:治疗结束 1 周应随访复查。治愈标准:症状消失,尿道分泌物涂片在 1 000 倍显微镜下,多形核白细胞≤4 个。持续性或复发性非淋球菌性尿道炎给予重复治疗,对尿道炎的治疗如首次选用药物为多西环素(强力霉素),则改用替代方案重复治疗,疗程延长至 14 日,如红霉素 500 毫克,口服,每日 4 次,共 14 日。

393. 治疗衣原体尿路感染有哪些药物?

衣原体尿路感染对抗生素敏感,治疗不困难,但疗程较长。常用药物有:

(1)四环素:0.5 克/次,每日 4 次,共 7 日,然后 0.25 克/次,每日 4 次,共 14 日。

(2)多西环素(强力霉素):0.1 克/次,每日 2 次,共 7 日。

(3)红霉素:0.5 克/次,每日 4 次,共 7 日,然后 0.25 克/次,每日 4 次,共 7 日。此药适合于孕妇。

疗程结束 1 周后应进行复查,治愈标准是症状消失,无尿道分泌物,尿沉渣涂片白细胞数正常(≤5 个/高倍视野)。另外,治疗期间不能性交。其配偶也应同时接受治疗。

394. 如何预防淋病?

(1)应宣传教育,提倡高尚的性道德,严禁嫖娼卖淫。

(2)提倡使用避孕套,可使淋球菌感染发病率降低。放一隔膜或用壬苯醇醚-9 浸透的纱布塞入宫颈内作为杀精子剂,对抵抗淋球菌及衣原体感染有一定帮助。

(3)预防性使用抗生素可减少感染的危险,但不推荐普遍应用,仅用于已知与感染淋球菌患者有性接触的人。

(4)同时治疗性伴侣。

(5)患者应注意个人卫生与隔离,不与家人、小孩尤其是女孩同床、同浴。

(6)执行新生儿硝酸银溶液或其他抗生素液滴眼制度,防止发生淋菌性眼炎。

395. 治疗尿路软斑症有何方法?

尿路软斑症是炎症性病变,需要长期应用抗生素治疗,可改善症状,但是,容易复发。有报道利福平和磺胺甲基异噁唑等抗菌药可进入吞噬细胞,帮助杀死细胞内的细菌。

膀胱软斑症的治疗,除长期应用抗生素药物外,还可以经尿道对膀胱内病变进行电灼治疗。由于软斑症容易复发,所以需要定期作膀胱镜检查。胆碱能药物和维生素 C 可纠正体内吞噬细胞的功能缺陷,临床上有一定效果,但需要密切观察病情变化,如系单侧肾病变,若病情未能得到控制而有进展,可行肾切除术。

贫血防治 70 问　2.20 元
白血病防治 200 问　6.00 元
常见肾脏病防治 300 问　7.00 元
肾炎防治(修订版)　8.00 元
肾功能衰竭防治 300 问　7.50 元
血尿防治 190 问　4.00 元
脑血管病防治 200 问(第二版)　7.50 元
脑血栓防治 200 问　7.50 元
周围神经疾病防治 150 问　5.00 元
头痛防治 120 问　4.50 元
偏头痛防治 120 问　4.00 元
常见精神病防治 120 问　5.00 元
精神分裂症防治 200 问　7.50 元
神经官能症防治 230 问　5.30 元
神经衰弱防治 100 问　3.50 元
神经衰弱自然疗法　8.50 元
失眠防治 120 问　3.50 元
失眠自我防治　13.50 元
眩晕防治 150 问　4.50 元
脑膜炎防治 130 问　2.50 元
老年痴呆防治 200 问　5.50 元
中风防治 200 问　7.00 元
癫痫防治 240 问(修订版)　7.50 元
帕金森病诊治 120 问　6.00 元
呼吸系统常见病防治 320 问　7.50 元
呼吸系统疾病中西医防治　8.00 元
感冒防治 100 问　2.20 元
哮喘防治 130 问　3.30 元
咳嗽防治　7.50 元
支气管炎防治 150 问　6.00 元
支气管扩张防治 160 问　3.40 元
呼吸衰竭防治 200 问　5.00 元
肺炎防治 200 问　2.50 元
肺癌防治(修订版)　10.00 元
癌症治疗新方法　6.00 元
消化系统常见病防治 260 问　7.00 元
胃癌防治 150 问　6.00 元
胃炎防治 110 问　3.00 元
萎缩性胃炎防治　4.00 元
胃溃疡防治 200 问　6.50 元
十二指肠溃疡防治 200 问　6.50 元
食管癌防治 100 问　5.00 元
上消化道疾病电子胃镜图析 100 例　16.00 元
下消化道疾病电子肠镜图析 100 例　34.90 元
溃疡性结肠炎防治 120 问　3.50 元
腹泻病防治 365 问　7.10 元

以上图书由全国各地新华书店经销。凡向本社邮购图书者，另加10%邮挂费。书价如有变动，多退少补。邮购地址：北京市丰台区晓月[illegible]29 号院金盾出版社邮购部，联系人徐玉珏，邮政编码：100072，电[illegible]210682，传真：(010)83219217。